华佗百日延寿经

高振英 编著

学苑出版社

图书在版编目（CIP）数据

华佗百日延寿经/高振英编著. —北京：学苑出版社，2017.7
ISBN 978-7-5077-5233-5

Ⅰ.①华…　Ⅱ.①高…　Ⅲ.①养生（中医）-通俗读物
Ⅳ.①R212-49

中国版本图书馆CIP数据核字（2017）第128210号

责任编辑：黄小龙
出版发行：学苑出版社
社　　址：北京市丰台区南方庄2号院1号楼
邮政编码：100079
网　　址：www.book001.com
电子邮箱：xueyuanpress@163.com
销售电话：010-67601101（销售部）67603091（总编室）
印　刷　厂：河北远涛彩色印刷有限公司
开本尺寸：787×1092　1/16
印　　张：10.75
字　　数：188千字
版　　次：2017年7月第1版
印　　次：2017年7月第1次印刷
定　　价：68.00元

神医华佗

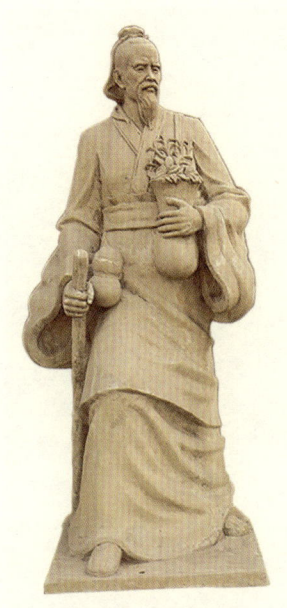

华佗，字元化，沛国谯县（今安徽亳县）人。《后汉书·华佗传》有华佗"年且百岁，而犹有壮容，时人以为仙"的记载。据此，华佗可能不止活了六十四岁。

华佗生活在东汉末年三国初期，他非常痛恨作恶多端的封建豪强，十分同情受压迫受剥削的劳动人民。为此，他不愿做官，宁愿摇着金箍铃，到处奔走，为人民解脱疾苦。

不求名利，不慕富贵，使华佗得以集中精力于医药的研究上。《后汉书·华佗传》记载华佗"兼通数经，晓养性之术"，尤其"精于方药"。人们称他为"神医"。华佗高明之处就是能批判地继承前人的学术成果，在总结前人经验的基础上，创立新的学说，现存的《中藏经》就是华佗医术的精髓存世。

序一

推古论今说养生

众里寻他千百度

"养生"这个词儿,是中国特色,外国没有。只要是中国人,无论文化高低,无论天南地北,几乎都有自己的养生心得。

养生到底是谁提出来的?恐怕只有黄帝有这个资格,因为,《黄帝内经》就是托他老人家的名气写出来的,所以,按理说黄帝应该是中国历史上第一个"养生达人"!可惜的是,这只能在传说里演绎,正史没有记载,稗官更没有记述。

史学家考证:《黄帝内经》是对养生最成熟的总结和论述,该书就是一部养生大全,据传真正成书在西汉时期,而且不是一个人编著的,也不是一个时代写成的。也就是说,在西汉之前,关于养生就有百家争鸣。

只能往前梳理历史,发现有关养生最早的论述应该就是老子的《道德经》了。

"道生一,一生二,二生三,三生世界。"

"人法地,地法天,天法道,道法自然。"

一句话,顺乎自然就是人间至高无上的"大道",而道法自然的过程是什么?其实,就是养生。

养生的方法就是顺乎自然的过程,就是养生之道;

养生的目的就是一身健康,无疾而终。而健康的目的又是什么呢?是延年益寿!

因此,"养生"二字,是一个因果关系,通过"养"来达到"生"的目的。

"养"什么呢?有人说养身体,养身体的什么部位呢?《黄帝内经》告诉我们，脏腑不通，百病丛生。因此，"养"的部位就是五脏六腑。

"生"什么呢？有人说长生，我们中国人不都向往长生不老吗？但是，向往不一定能达到，秦始皇苛求一生，最终客死他乡，汉武帝向往半生，最终幡然醒悟。世界上没有长生不老，有的只是延长生命！

因此，"生"的真正科学含义是寿命。总结一下，"养生"是什么？养生就是通过保养脏腑的方式，达到延长寿命目的的日常生活行为。

前面说了，养生的方式是顺乎自然，如何顺乎自然呢？很简单，就是顺着金木水火土和谐共存、自然生活，不要和自然对着干，该睡觉了，你夜夜笙歌；该吃饭了，你不起床；冬天该穿棉衣，你穿薄衣服……

有人提出异议了：都说养生是医学行为，是医生帮助我们养生的，你怎么说是日常生活行为呢？难道我们在家就能自己延年益寿吗？

养生本来就是老祖宗教给我们的日常长寿之法，谁都可以用，只要你想长寿，自己就能行，不用妄自菲薄，不用舍近求远，真正懂得你的就是你自己。顺乎自然的养生真理本来就源于百姓，更应该还于百姓。养生就是激活自己身体的自愈系统，通过自愈能力帮助您治病，助您延年益寿。

无论是老子、孔子、还是庄子、孟子等大家，他们不仅是养生的理论家，更是养生的"实践者"，翻开中国的历史，几乎每一位著名的学者都是老寿星，多是无疾而终。

因为，他们真正懂得养生，在自己生活的每一天中都不折不扣的去养生，从自己的日常生活细节着手，让自己的每一个生活细节都法于自然，法于养生，这才是人间大道。

那人却在灯火阑珊处

要问中国人谁最懂得养生？恐怕难以回答。那么多名人、医学大家，不都懂得养生吗？如何分出一个先后，谁又能分出个一二三等呢？

不求甚解的话，这样想没有错。如果您仔细想一想，中国的养生还能找出一位集大成者！

什么叫集大成者呢？就是把先人们的养生经验加以总结提升，不仅完善继承，还要有所发展，并且身体力行，传于后世的人。这个人是谁呢？我认为，东汉神医华佗当之无愧。

史料记载，华佗是扁鹊医学的传人。我本人不完全这样认为，扁鹊虽然是春秋战国时期的著名中医，他的医术也一定有所传承，只是历史上并没有明文记载他的传承脉络。

客观地讲，扁鹊的医学精髓被后人传承提升，最终在某家医学著作里加以体现和应用，似乎更合乎历史客观，否则，就太有程式化的中国传统影视剧的老套路感，不仅无法说服观众，更不符合历史必然。

华佗生活在两汉后期的三国时代，这个时候有三大历史机会，对于他的医学成就有莫大的帮助。

一是当时有四本医学著作已经流传于世，这四本书是华佗从医的理论基础。

第一本是《黄帝内经》，据传该书成书于西汉后期，经过近200年的东汉流传得以完善，华佗一定可以继承和吸取其中的医学精髓，不要忘记该书是中医的指路明灯和理论大成。

第二本是《难经》，据传该书也成书于西汉后期，华佗的史料中也记载了他最终获得《难经》的历史片段，记载真假与否不论，书籍流传的历史必然也让华佗有机会遇到这本奇书。

第三本是《伤寒杂病论》，该书是张仲景所著，是一本真正的临床实践用书，而华佗比张仲景生活的年代晚，完全有机会遇到该书，并且加以吸取。

第四本是《神农本草经》，该书是中国历史上第一本药学大全。

二是当时皇帝昏庸，华佗励志不仕，不为良相则为良医，这是古代文人的惯性思维，所谓的曲线救国为民，这也恰恰是华佗济世救人的初衷。有文化根基的华佗，放弃政治抱负，毕生追求都放在医学研究和实践上，最终成为中国医学史上第一个临床大医和中华养生第一人。

三是三国时期，诸侯混战，民不聊生，疾病、灾难重生，这恰恰是华佗这样的医生锻炼和发挥的好时机，乱世不仅出英雄，更出苍生大医。一部《三国志》，不仅是英雄的战斗史，更有神医的养生史。能够在那样混乱的年代生存下来，并且济世救人，传说不断，实属不易。

后世有《中藏经》问世，虽有传是华佗后继之人的撰述，但是该书最大的价值在于把华佗一生养生的精髓做了十足的记载和论述。

养生就是养五脏，养好五脏百病不生，益寿延年。

这就是华佗一生行医的精髓和治病救人的本源所在。关于这些，本书将做详细的讲解和剖析，有理有据，让您真正明白，养生就是养五脏，五脏好，人不老。

药酒养生

到底是先有酒,还是先有药,也许没有人能说得清楚,我们能说清楚的是,自从有了中华民族的祖先,就有了属于中华民族的另一个发明——药酒。

将中草药与酒有机结合,形成了中国人自成体系的一套养生新法——药酒养生。

谈到"药酒"就不能不提中国的重要文化源流——道家,作为儒释道三教之一,"道家"是中国人自己的宗教。

药酒是道家保存下来的瑰宝中的瑰宝。药酒从被发明那一天开始,就是为养生而来的,至今它仍然担负着养生的一贯使命。

酒是百药之长,中华民族的祖先们通过实践认识到,酒不仅是酒,还是药,而且是所有中草药的领路者。其中有两层含义:一是酒的养生作用和效果强于其它药物,二是酒的挥发特性可以为其它药物发挥作用开辟通道,促进药物更快地吸收起效。

现代医学研究证实:酒是一种非常完美的有机溶剂,很多中草药中的有效成分,通过酒的溶解作用,析出的更快,被身体吸收的效果更好。这就是药酒,我们中国祖先们留给我们的养生瑰宝,是中国历史中最悠久,数一无二的养生发明。

自古以来,急症不喝药酒,只有内虚慢性病才使用药酒,这也就是为什么至今全国各地喝药酒的主体是老年人的根本原因了,最需要养生的是老年人,而药酒正是老年人养生的不二选择。

一杯药酒喝下去,到了脾胃,药酒成分首先被脾胃吸收,通过脾胃打通了肺经,中医认为脾肺是一对母子,脾生肺,也就是土生金,所以也叫做"益脾肺";脾肺通了,肝肾也就通了,因为肺属金,金生水,肾属水,也就是肺生肾,而肝属木,而水又生木,所以肾又生肝,这个过程就是"养肝肾"。因此,药酒会从肺经打通肾经,再从肾经到肝经。

"益脾肺,养肝肾"的结果是养护了脏腑,这是华佗医学的精髓,同时还能强筋骨,补虚损,肾强则筋骨强,脾肺肝肾都通畅,先天后天同调同补,添精补血,身体虚弱、亏损都得到了修补,疾病自然退却,正气自然提升,寿命自然延长。

这就是一口药酒进入人体的循环过程和产生的效果,而能够产生"益脾肺,养肝肾,强筋骨,补虚损"作用的药酒就是华佗留给后人的"疗百疾延寿酒"，该古方记载于华佗遗著《中藏经》中，本书后面会有详细论述。

  推广中华药酒文化，古方溯源，服务当代，正是我们编著本书的初心。

高文彬

2016 年 8 月 30 日

序二

七天学会"华佗百日养生"

中医以治未病为上品,以治已病为下品。因此说,中医文化就是大养生文化,一点也不为过。

两汉时期实际上是中华民族的第一次大一统时代,这个时期的中医养生可谓是达到了顶峰,进入了真正的成熟阶段,时至今日,我们仍然无法超越两汉时期的中医高度。西汉马王堆古墓出土的《五十二病方》等医学古籍仍然有很多未解之谜,汉代的医学成就令后人仰视。

唐代大诗人杜甫在《望岳》中感叹"会当凌绝顶,一览众山小"。这是登上高峰而雄视天下的一种气魄和高度,而汉代的养生医学成就恰恰就有这种"一览众山小"的气势。汉代之后的任何朝代不乏医学大家,多是跟随在汉代之后,加以修枝剪叶,最终也没有超过汉代医学者。

现代,关于神医华佗的传说很多,历史记载很少,翻来覆去就那么几个典故,史料几乎乏善可陈,事实真是这样吗?

华佗生在乱世,为求生存而学医,为求救人而重医,为求健康而研究养生文化。如果说,谁最懂得养生,肯定非华佗莫属。

这本书,就是从全新的角度给您展示一个全新的华佗,让华佗的神奇形象更加真实,更加立体,更加和蔼,更加高大。

其实,华佗真正留给后世的不仅仅是外科手术的那一点点功绩,麻沸散和刮骨疗毒只是华佗医术的星星之火,蕴藏在华佗身上的真正医学精髓,我们还没有真正见识到。

一本《中藏经》,才让我们真正地了解到华佗医术的精髓是"养五脏,疗百疾";华佗三个徒弟的高寿,让我们不得不相信,华佗是中华养生文化的集大成者。

　　华佗养生崇尚两个数字：第一个是"五"。纵观华佗留给后人的各种养生文化遗产，多以"五"为定数。如"疗百疾延寿酒"五味中草药组方，两千年金牌不倒；五禽戏以五种动物动作为蓝本，提炼成操，至今传播不断；饭食养生推荐五谷、五果、五肉、五菜；日常用品推广五素：棉、麻、草、藤、竹……

　　第二个是"百日"。刮骨疗毒，百日而愈；补养五脏，百日为期；外科手术，百日施治；养生药酒，百日为成……

　　那么，为什么华佗非常重视"五"和"百"这两个数字呢？有什么科学依据呢？我们现在是否也能使用华佗的养生方来延年益寿呢？

　　很多关于华佗神医的谜团等待我们去揭开，很多关乎我们寿命的秘密等待我们去解码，本书的目的就是从养生的角度，给您展示一个全新的华佗，一个中国养生的先锋。浓缩华佗的一生，让华佗的百日养生经验成为经典，成为我们每一个人拿来就可以用，用之就有实效的养生真经，并且让这些养生真经传遍天下，让每一位读到这本书的人，都成为老寿星，像华佗的徒弟们一样，年过百岁而牙齿不掉、耳朵不聋、眼睛不花、腿脚灵便、生活能自理、外出能活动、能吃能睡、能说能笑，摆脱一身疾病，健康后半生。

　　本书分为七个部分，每个部分文字量不多，图文并茂，每天茶余饭后，读一个部分，不用一个小时，就能读完，清澈见底地了解华佗，学习华佗留给我们的养生遗产。只要七天，你就能把华佗的百日养生真经完全掌握，自己在家就能实践，让华佗做我们的养生导师，让我们更健康、更长寿。

　　我们认为：如果华佗一生的养生精髓不为我们延年益寿所用，不仅是华佗的遗憾，更是当代中国人的遗憾！

　　我们相信：华佗一生的养生秘诀一定能帮助每一位慢性病缠身和想长命百岁的人如愿以偿，幸福万年！

胡君
2016 年 8 月 31 日

自序

苍生大医——华佗

在《华佗百日延寿经》即将问梓付印之际，2016年8月20日，我们赶上了一个重要时刻——全国卫生与健康大会在北京召开了。习近平总书记作了重要讲话，他从实现民族复兴、增进人民福祉的高度，把人民健康放在优先发展的战略地位，深刻论述推进健康中国建设的重大意义、工作方针、重点任务。这是全党全社会建设健康中国的行动指南，更是全方位全周期保障人民健康的实践号令。

健康是民族昌盛和国家富强的重要标志，是广大人民群众的共同追求。"没有全民健康，就没有全面小康。"追求人民健康和民族昌盛不仅仅是现代人的梦想，也是中华民族先辈们，包括华佗、张仲景、孙思邈、李时珍等古代大医们的不懈追求。

悠悠民生，健康最大，保障人民健康是我们党为人民奋斗的重要目标。改革开放以来，我国卫生与健康事业取得巨大成就，赢得世界赞誉。截至2015年，居民人均寿命提高到76.34岁，孕产妇死亡率下降到20.1/10万，婴儿死亡率下降到8.1‰；基本医保覆盖95%以上人口……具有说服力的数据、实实在在的变化，凝结着广大卫生与健康工作者的辛劳与奉献，见证着人民健康水平的显著提高，彰显了符合我国国情的卫生与健康发展道路的优势和活力。当前，由于工业化、城镇化、人口老龄化，由于疾病谱、生态环境、生活方式不断变化，我们既面对着发达国家面临的卫生与健康问题，也面对着发展中国家面临的卫生与健康问题。加快推进健康中国建设，是时代发展的迫切要求，也是老百姓的共同期盼。

  苍生大医华佗济世救人的美德，传承到当下仍有巨大的现实意义和无比强大的正能量。华佗一生颠沛流离，历尽坎坷，不忘初心，一心救民，不计得失，和今天习总书记提出的健康中国的理念是完全一致的。华祖的寿酒秘方，拂去2000年的尘埃传到手中，成为我们造福人民的重要任务和必须做优做大的精品工程，华佗健身养生延寿的科学理念不仅是我们中华医药殿堂中的一朵奇葩，更是强大中华民族促进民族昌盛文化繁荣的精神财富。所以我们还肩负着传承华佗养生医学理念，弘扬中华民族养生文化的任务，这就是我们编著本书的初衷。

高振英
2016年8月28日

CONTENTS 目录

第一篇　汉方养生 ··· 1
　第一章　汉代——中国养生第一高峰 ······························· 3
　第二章　汉武帝的养生顿悟 ··· 7
　第三章　马王堆与汉方养生 ··· 10
　第四章　汉方养生四部奇书 ··· 13
　第五章　汉方养生五字文化 ··· 16

第二篇　百科之宗：华佗 ··· 19
　第一章　华佗与药酒养生 ·· 21
　第二章　华佗的医学成就 ·· 29
　第三章　华佗与经方 ·· 31
　第四章　华佗养生"五个五" ··· 34
　第五章　为何华佗弟子都享高寿 ····································· 41

第三篇　中华养生第一奇书：《中藏经》 ·························· 43
　第一章　略论《中藏经》成书 ·· 45
　第二章　如何研读《中藏经》的养生妙理 ························ 47
　第三章　要看懂中医书先弄懂三个字：症　证　病 ············ 55
　第四章　五证不除　脏腑难安　长寿无望 ························ 57

第四篇　华佗古方寿酒 ··· 61
　第一章　华佗传世三大药酒 ·· 63
　第二章　华佗药酒配方的传承变化 ································· 68
　第三章　疗百疾延寿酒如何祛百病　延年益寿 ·················· 87
　第四章　固二本　除五证　温脏腑　祛慢病　防衰老
　　　　　延寿命 ··· 91

第五篇　华佗：南派药酒大家 ··· 99
　第一章　药酒分南北　效果大不同 ································· 101

— 1 —

第二章　华佗与南派药酒传承 ………………………………… 105
　第三章　华佗首倡服食松叶 …………………………………… 108
　第四章　南黄精　北人参 ……………………………………… 111

第六篇　五步修合非遗古法 ………………………………………… 115
　第一章　中华药酒千年传承 …………………………………… 117
　第二章　华佗药酒五步古法炮制技艺 ………………………… 120
　第三章　延寿药酒古今制造技术对比 ………………………… 125

第七篇　百日养生 …………………………………………………… 127
　第一章　百日养生　正气循环 ………………………………… 129
　第二章　温脏腑　调百病　延寿命 …………………………… 131
　第三章　"治未病"与"华佗古方药酒" ……………………… 135
　第四章　在不同季节如何饮用药酒 …………………………… 138
　第五章　哪些人适合饮用华佗古方寿酒 ……………………… 143

第八篇　南岳衡山与华佗药酒 ……………………………………… 145
　第一章　南岳衡山的寿文化 …………………………………… 147
　第二章　让别人长寿方是大寿之人 …………………………… 150
　第三章　养生至简　居家修道 ………………………………… 152

跋　传承的力量 ……………………………………………………… 155

第一篇
汉方养生

中医药在秦汉时期传入日本,日本至今称中医药为"汉方"。汉方在国外人眼里就是"中医药"。

为什么国外人称中医为"汉方"?不是秦方、唐方或者宋方呢?原因其实简单之至,那是因为汉代是中医发展的第一个高峰,至今没有被超越。

作为中国人,不要提到汉方就以为是日本的,汉方就是中国的。我们应该汗颜的是,日本人使用中药还记得标注汉方,告诉世人,这是来自中国的中药组方,可我们自己又是如何看待中药,如何看待汉方的呢?

汉人用汉方,同根同药,效果自然水到渠成。

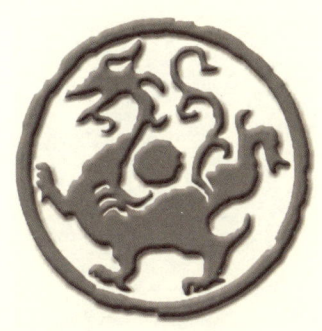

第一章 汉代——中国养生第一高峰

中医传承两千余年,也不乏名医大家,可是,至今为止,没有一位中医能超越汉代,取得超过张仲景、华佗的医学成就。很多中医穷其一生研究《黄帝内经》《伤寒杂病论》,有的人甚至以倒背《黄帝内经》为骄傲,但却无法真正洞悉华佗麻沸散等方药。华佗医术为何如此神奇?中国文化就是这样,一旦达到了一个高峰,后世很难超越。

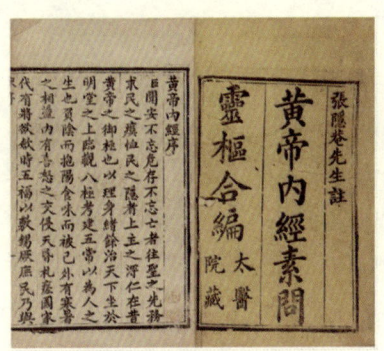

清代张隐庵注《黄帝内经》书影

唐诗晋字汉文章,宋词元曲明小说。

这一句近似打油的诗句,道出了中华文化发展的脉络。每个朝代都有超乎寻常的文化标记。

汉代是中医的鼎盛,晋代是书法的鼎盛,唐代是诗文的鼎盛,还有宋代的词,元代的曲,明清的小说,后人只能望其项背,无法超越。

现代的人口比汉代增加了数十倍,疾病种类增加的更多,医生的实践机会比汉代多得难以计数,但是再也出不了另一个"神医华佗"了。

有人说:"人心不正,道心就偏,道心一偏,其理更秩。"

不知道这样说是否重了些,有待大家商榷,但是,我们必须承认,今天的中医水平与汉代的张、华无法比拟,牵马坠蹬的资格也许都不配。

为什么一个亭长建立的汉代就堂而皇之地坐上了中医鼎盛的第一把交椅呢?难道汉代人是汉人,其他朝代的人不是汉人吗?

其实,汉代能够成为中医的鼎盛时期,主要受益于当时的休养生息政策。秦朝两代皇帝的暴政埋葬了自己,成就了刘邦。刘邦建立汉代,明君贤臣,自然要采取与民休养的政策,来缓解危机,让百姓安居下来,发展生产,国家也就慢慢稳定和强盛了。

在这个大政治背景下,汉代皇帝们把"黄老学说"作为国家的主要文化导向。从汉武帝开始,儒家学说进入政治系统。孔子问礼于老子,说明孔子在名义上还是老子的学生,儒家思想其实就是道家思想的一个支脉,一个被加工过的黄老思想,一个比黄老思想更激进一点、更适合统治阶级教化人心的工具,根在黄老思想,根在道家的"无为"思想。

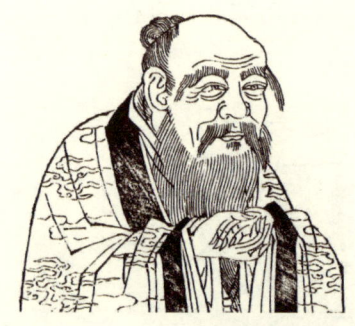
老子画像

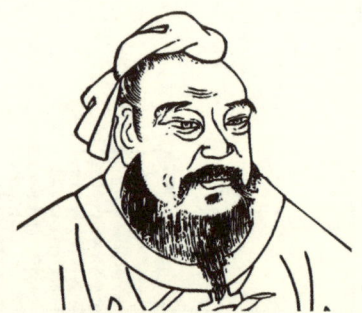
孔子画像

我们赘述汉代统治阶级的统治思想就是想告诉读者,在道家思想占主流的大社会背景下,人们研究的学问无非两种,换句话说,人们读的书,无非两本——《易经》和《道德经》。

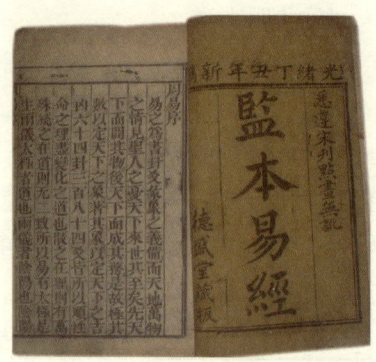
光绪年间出版的《易经》书影

《易经》不仅是阴阳八卦那么浅显,而是世间万物运行的自然规律的总结和提升,以八卦的形式告诉你事物运行基本规律,这个规律是万物运行的规律，自然也包括我们人体健康与否的规律。

《黄帝内经》不是一个人的著作，但是所有参与《黄帝内经》写作的人可能都读过一本书，那就是《易经》。因为《黄帝内经》中充斥着大量的《易经》原理，很多现代人至今读不懂《黄帝内经》，其根本就是因为我们不懂得《易经》原理。

再者，张仲景著作的《伤寒杂病论》是现代中医临床的第一指导，其中也有以《易经》的原理为基础来讲解各种内科疾病的治疗方法。

再说说本书的主角华佗，他传于后世的《中藏经》，现代人读起来也是一头雾水，原因就是我们不懂得《易经》的基本原理，始终进不了门，医学原理不精，医学技术自然大打折扣。

再说说《道德经》，其实，明白了《易经》的原理，《道德经》就非常好理解，因为老子他老人家在当时的社会文化条件下，真正熟读的旷世大书就是《易经》，这是当时的文化基础，更何况《易经》发展于周文王，作为周朝的子民，不读《易经》就是对主上不敬，属于犯罪，更何况周文王是仁义布于天下，有文化的子民怎么能不读他的文化遗产呢？

老子还有一个近水楼台的职务——史官，就是掌管国家历史的主管，掌管着国家最多的书，最多的历史档案、政治档案、人文档案，相当于一个人脑袋里装着周朝之前的历史、人文、政治等等一切文化财富。

也因为如此，老子脑袋里的各种文化知识，加之他一生的颠沛流离，社会动荡，让他悟出了"无为"思想，写出了《道德经》。

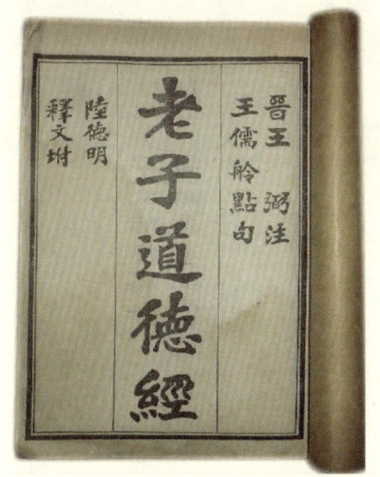 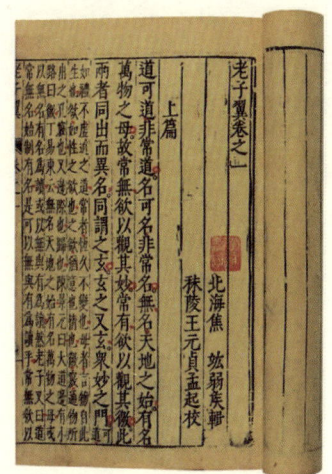

晋代王弼注《道德经》书影

《道德经》之所以以"道德"为名,明的是教化人民,暗的是劝谏统治者要施行仁政,只要你保持自然的规律来统治万民,就不会有战争,就不会有流离失所,生灵涂炭。

估计说了这两本中华奇书的内容,读者会有些懵懂,其实,我们想传达给读者的核心就是一点:汉代之所以成为中国医学的巅峰,就是因为像张仲景、华佗这样的文化人把《易经》《道德经》的精髓牢记在自己的骨髓里,在医学学习和实践中,自然而然地运用出来。

运用《易经》可以辨证清楚,阴阳明确,但是《易经》不是治病之学;运用《道德经》可以明心净德,无欲则刚,治病自然心无旁骛。

第二章　汉武帝的养生顿悟

闻名天下的汉武大帝，经常被人与唐宗宋祖，成吉思汗并称。正说其是一代旷世皇帝，兴儒学，打匈奴，文治武功超越了汉代其他皇帝；反说其是汉代四百年的败家子，是好大喜功的皇帝，就像后世的清代乾隆皇帝一样，统治期间是国家由盛转衰的起点，是败坏国家的罪人。

至于汉武帝的功过，那是历史学家挠头的问题。在本书中，我们想给大家讲一讲汉武帝对于养生大彻大悟的故事。

汉代的皇帝多不高寿，有的甚至三四十岁就魂归西天了，只有汉武帝活到了古稀之年，也就是七十岁。那么，汉武帝又是如何高寿的呢？

汉武帝一生分为三个阶段，第一个阶段是勤政时期，就是在他历经波折亲政之后，大刀阔斧进行了一系列的改革，"罢黜百家，独尊儒术"，发展生产，用兵匈奴，才有了卫青、霍去病等名将。

汉武帝在完成了自己的雄心大志之后，国家基本安定了，人也就开始膨胀了，对于自己的丰功伟绩沾沾自喜，于是就有了效仿秦始皇封禅泰山的"壮举"，更有了效仿秦始皇寻找长生不老药方的"闹剧"，他宠信的方士中最著名的两个人是李少君和少翁。

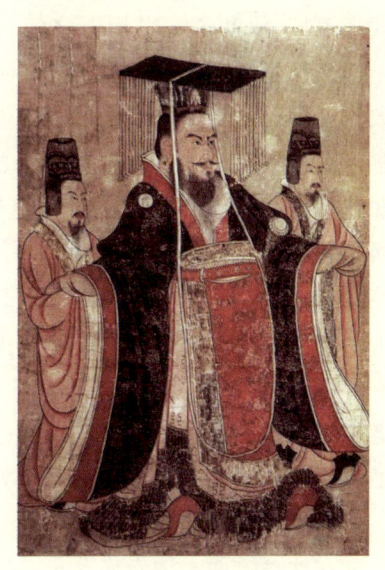

汉武大帝画像

李少君号称祠灶致福、辟谷不食、长生不老之术样样精通，对外隐瞒自己的年龄，说自己70岁，就停止在这个年龄，永远不会再老了。汉武帝慕名召见李少君，请他鉴赏自己收藏的一座铜器。李少君看完说："此器齐桓公十年的时候陈列于柏寝台。"过后查验铜器上的铭文，果然是齐桓公时的器物，于是"一宫尽骇，以少君为神，数百岁人也"，都认为李少君是好几百岁的神仙。他告诉汉武帝："我曾经出海旅游，见到了秦始皇时代的仙人安期生。安期生在海边卖药，秦始皇慕名和他促膝而谈三天三夜，十分投机，赐给他数千万钱，安期生回报给秦始皇一双赤玉舄（舄 xì，赤玉做成的鞋）。我有幸见到安期生后，他请我吃枣，枣像瓜一样大。不过仙人的脾气就是古怪，跟他性格投合的就接见，不投合的躲起来不见。"这番话从此成为汉武帝一生的心结。后来李少君病死了，大家都不相信神仙也会病死，纷纷传说他已羽化成仙而去。

少翁曾毛遂自荐，自告奋勇要为汉武帝招来宠妃李夫人的魂相见。少翁在宫中夜张灯烛，设帷帐，陈列酒肉，让汉武帝坐在另外一座帷帐之中。少翁作法，汉武帝果然遥遥望见帷帐中李夫人栩栩如生地出现了，一会儿坐一会儿走动，还是那么年轻漂亮，还是那个朝夕相处的枕边人。汉武帝只恨不能上前拥抱，惆怅地唱了一首爱情歌曲："是邪，非邪？立而望之，偏何姗姗其来迟！"汉武帝一慰相思之情，非常感激少翁，封其为文成将军，赏赐丰厚。又请少翁把神仙招来开个神仙大会，传授成仙的经验。少翁装神弄鬼地大作法事，一年多都没有如愿。少翁怕人说自己法事不灵，于是想了个馊主意：在帛书上写一些奇怪的话，混到饲料里喂进牛的肚子。然后装作未卜先知地跟人说这头牛的肚子里有奇异的物件。剖腹一看，果然有一卷帛书，上面写着很多玄妙的话。汉武帝看不懂，开始怀疑少翁，找来笔迹鉴定专家一鉴定，居然是少翁自己写的！汉武帝大怒，立马杀了少翁，又怕人笑话自己，于是隐而不言，所以大家都不知道少翁是怎么死的。

汉武帝经历了宠信方士的闹剧，最后自己也明白过来了，真正的长生不老是不可能的，只能想办法让自己的寿命延长，于是，汉武帝才向中医求证，最终探讨出适合自己的一套养生方法：

九不吃

在饮食方面，他崇尚孔子："食不厌精，脍不厌细"的主张，坚持"九不吃"原则。所谓"九不吃"是指：腐败的粮食不吃；腐烂的鱼肉不吃；颜色难看的食物不吃；气味难闻的食物不吃；烹调不当的食物不吃；不到就餐时间不吃；肉类切割不得法不吃；酱醋调料调味不当不吃；市上食品未经检验不吃。此外，他还强调对很想吃的食物，也不能多吃。

五不睡

在坐卧方面，他亦学习孔子，做到"五不坐卧"，即风口处不坐卧；坟墓旁不坐卧；潮湿处不坐卧；恶臭处不坐卧；危险物旁不坐卧。

在睡眠方面，他改变仰卧和直挺的睡眠姿势，采用屈膝侧卧的睡式。此外,他又坚持"五不睡":露天不睡;有风吹头不睡;张灯不睡;脚凉不睡;床头朝北不睡。

重药浴

此外,汉武帝还从泰山一老者手上,学来了一个养生妙方——汤浴(一种药浴)。资料表明,药浴伴随汉武帝直至寿终正寝。

勤更衣

在穿衣方面,他总是随着气温的变化,不断地适时更换各种衣服,做到凉者不至于挨冻,温者不至于燥热。历代养生学家都认为,在人们的衣、食、住、行中,哪怕是一举一动,都或多或少地影响着身体的益、损、存、亡。因此追求健康长寿的人们,应向汉武帝那样,防微杜渐,从小事做起,做到"莫以善小而不为,勿以恶小而为之"。

汉武帝的养生顿悟为时不晚,使自己活过了古稀,可算是养生的经典,至今流传。汉武帝的养生故事告诉我们一个道理:长生不老只是幻想,延年益寿可遇可求。

只要我们方法得当,长期坚持,祛除百病,延年益寿,是完全可能的。后文,我们为您介绍的"疗百疾延寿酒",就是这样一个可以帮助我们祛除百病,延年益寿的古方药酒。

第三章　马王堆与汉方养生

20世纪70年代出土于长沙马王堆西汉古墓的导引图等古代养生秘方，至今仍然是现代养生研究的对象，一个西汉初年长沙国丞相及其妻子的墓葬之中，竟然有那么多养生书籍，从而印证了汉代官宦人家对养生的重视程度。

我们来探求一下为什么一个属国丞相的墓葬中会有这么多五花八门的养生书籍呢？

中国有一个近乎惯例的历史现象，那就是几乎所有的国家丞相，也就是国家的二把手，都是一个博学多才的人物。这位马王堆汉墓的主人一定也是个博学多才的人物，包括他的妻子辛追也有可能是一位备受丈夫熏陶的文化人。生前爱好什么，死后随葬什么，如果他们生前视钱如命，肯定死后随葬的金银成堆；如果他们生前爱好读书和探讨养生之术，那他们的随葬品中一定有大量的养生书籍。

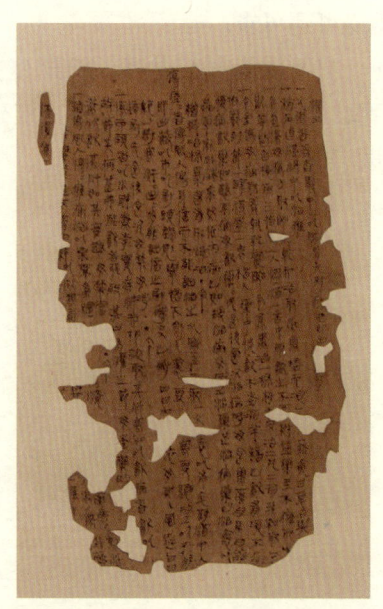

马王堆汉墓出土的《五十二病方》

去过长沙马王堆汉墓的人应该知道：该墓葬出土的遗址医书共有10种，整理者按其内容分别命名为《足臂十一脉灸经》、《阴阳十一脉灸经》甲本、《阴阳十一脉灸经》乙本、《脉法》、《阴阳脉死候》、《五十二病方》、《却谷食气》、《导引图》、《养生方》、《杂疗方》和《胎产书》等。

其中，《五十二病方》比《黄帝内经》成书年代还要早，书中记载了52种疾病，提到了100多种疾病的名称，载药方280多个，所用药物240多种，是中国现在所能看到的最早的方剂，也成为了一份非常珍贵的医学遗产。《养生方》也是我国最早的关于养生方面的记载。

马王堆出土的这些关于养生方面的古书，为中医养生的证据，十种书籍里，竟然有一半是和养生相关，可见，养生对于生命有多么重要！

《养生方》是马王堆汉墓中出土帛书之一，其中有六种药酒的酿造方法，但可惜这些方法文字大都残缺，只有"醪利中"的制法较为完整，此方共包括了十道工序，是至今为止出土的第一个近乎完整的药酒古代炮制技艺，对于后世药酒的炮制有极其重要的意义。

如果您有兴趣可以看一看下面的原文：

《养生方》中养生药酒炮制技艺

醪利中：取漆□之茎，少多等，而□□□□□□□□□□其清汁四斗半，□□□之间为之若□□□□□□□□□□□□以酿之。取熏乌喙八颗，□取漆、节之□□□□□□□□□酿下，善封其罂口，令□□□□□□□□□□□□□之熟，而以平□□□□□□□□□□□□□。

一曰：□九斗，先□□□□□□□□□□□□□□者二升其中十日，冶□□□□□□□□□□从器出□□□□□□□□□中，服之百日，令肠中无病。

一曰：为醪，细斩漆、节各一斗，以水五□□□浚，以汁煮紫威□□□□□□，又浚○○○曲、◎麦曲各一斗，□□□，卒其时，即浚□□□□黍稻□□各一斗，并□，以曲汁潞之，如恒饭。取乌喙三颗，干姜五，焦□□，凡三物，甫□□投之。先置□罂中，即酿黍其上，□汁均沃之，又以美酒十斗沃之，勿挠，□□□涂。十一□熟矣，即发，勿酾，稍□□清汁尽，又以□□酒沃，如此三而□□。以餔食饮一杯。已饮，身体痒者，摩之。服之百日，今目明耳聪，末皆强，□□病及偏枯。

东汉末年的华佗神医，也是一位炮制药酒的能手，他发明的麻沸散以酒为引，屠苏酒名扬古今，《中藏经》中还记载了"疗百疾延寿酒"。据说华佗一生没有不良嗜好，但是，他却对药酒情有独钟，平生喜欢炮制各种养生功能的药酒，由于现代人研究的方向不同，并没有对华佗的药酒炮制技术做深入研究，而只是片面地将华佗定位为外科之祖，将张仲景定位为内科之祖，实在有失偏颇。

华佗神医的药酒炮制技艺如今已经被完整地挖掘和继承，他创制的"五步修合法"与上文《养生方》中的药酒炮制十个步骤，有相同也有不同，有继承也有发展。可见，中国养生药酒的炮制自古有之，只是每个人医学修为不同，最终使用的炮制方法也不尽相同，但是有一点是相同的：中国药酒为养生之品。后文，我们将对华佗在中华养生药酒炮制中的地位做详细的介绍，一个五步修合的华佗养生药酒秘密技艺即将重现人间。

第四章　汉方养生四部奇书

前文说过，中医就是一部大养生的科学，中医对内科疾病，一般都是以养为治，"养"是中医的核心，使用的中草药也是利用药材的偏性来调养身体的对应偏性，最终达到身体阴阳平衡的效果。

那么，奠定中医"汉方养生"的理论基础是什么呢？其实，就是四部中医奇书，也是现代中医一直在研究，但目前尚未研究透彻的四部中医经典。

1. "汉方养生"第一奇书：《易经》

《易经》可以说是中华文化的第一书，中国文化的根基，没有《易经》就没有泱泱中华五千年文化传承。所以，《易经》被称为"百经之首，经中之经"。

"易者，变化也！"

"经者，学问之首也！"

《易经》的意思就是把自然变化的规律做出最简单、最标准、最精炼解释的最高学问。所谓经史子集，"经"是最高的学问，也是最高的行为准则。自然界万物的变化规律都可以在《易经》中用阴阳八卦的形式来推演和解释，表面上是玄而又玄，甚至有人将其归属于迷信的范畴。其实，如果把自然界阴晴圆缺变化的规律用一张图来浓缩和解释，明白它的起源，学习起来并不难。

我们人也是世间万物之一，不过层次高了一些，有思想、有行动，但是，还没有超出阴阳变化的范畴，还是《易经》能概括的。我们的健康也是如此，春生、夏长、秋收、冬藏，这是自然界的规律，也是人体生长收藏的健康规律，违背这个规律就会出现健康危机，风寒暑湿燥火六淫时刻存在，就需要我们时刻的"养生"。

2. "汉方养生"第二奇书：《道德经》

老子在中国人思想中的地位是至高无上的，他用自己一生的经历写出的《道德经》，用在国家治理上，是一部政治奇书；用在家庭的关系上，是一部齐家奇书；用在人体健康上，是一部养生指导奇书。

《道德经》的精髓就是四个字：道法自然。道，是什么？就是规律，天然的规律，健康的规律，阴阳和谐的规律。自然，是什么？就是万物的本质，天有风云，地有河流，北寒南热，东低西高，就是自然万物的本性使然。

老子试图用《道德经》告诉世人，不要违背万物应有的自然规律，一旦违背，国将不国，人将不人，道将不道。所以，老人提倡"无为"，什么是"无为"？就是不违背自然而劳作，不违背自然规律去生活。这就是"养生"的至高境界。

晚上十点就要睡觉，早晨五六点就要起床；熬夜贪黑，无论是加班，还是夜生活，都是有损健康的。冬不坐石，夏不坐木。冬天坐石头凉得彻骨，首先被损伤的是肝肾；夏天千万不要坐木头上，因为夏天木头吸收潮气太重，损伤脾肺。

类似的养生忠告有很多，很多都源于《道德经》的忠告，保持自然规律，不要违背自然规律，注意阴阳变化对健康的影响，保持与自然规律相切和，人就不会生病，这就是养生。

3. "汉方养生"第三奇书：《黄帝内经》

作为中医的第一部成熟的理论经典《黄帝内经》确实不负众望，至今仍然指导着中医人士济世救人。与前面两部经典不同的是，《黄帝内经》更具养生的针对性，不再笼统的说万物规律，而是以健康为基础，把万物与养生的关系和联系说得清清楚楚。

《黄帝内经》以人为中心，把能够影响人体健康的各种因素都做了理论性的阐述和归纳，揭示了很多养生原理。

脏腑不通，百病丛生！这八个字就是《黄帝内经》对脏腑养生的经典总结和提炼，至今很多方剂，包括张仲景的《伤寒杂病论》也没有超越这本书的脏腑理论，六经辨证（太阳、阳明、少阳、太阴、厥阴、少阴）就是根据脏腑理论的细化和分证。

4. "汉方养生"第四奇书：《难经》

《难经》全名《八十一难经》，对人体面对的八十一难（主要辨证类型）做了详细的剖析、辨证，并且给予了治疗原则和治疗方法，是指导临床的一部实践用书。

这本奇书，对于养生的最大贡献是更加深入、具体阐述了脏腑虚实对健康的实际影响，从八十一个角度详细说明了理顺脏腑对于健康的巨大价值，最终告诉我们一个健康法则：养生就是养脏腑。

任何一个脏腑的虚实病证都会影响其他脏腑，肝心脾肺肾，木火土金水，彼此相生相克，也就是说五脏六腑之间是互相联系，互相促进，更是互相牵

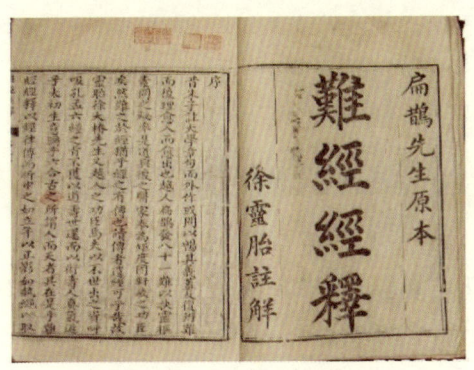

清代徐灵胎《难经经释》书影

制的。所谓牵一发动全身，要养生必须着眼于五脏这个高度，否则都会竹篮打水一场空。

第五章　汉方养生五字文化

数字在中华文化中有着非常具体的含义，而这个含义其实是从《易经》中分离出来的。简单的给大家介绍一下：

阿拉伯数字1、2、3、4、5、6、7、8、9、0，和人们的工作、生活息息相关，大家再熟悉不过了。熟悉是熟悉，但是它们的由来、意义以及它们背后隐藏的玄机，不见得都很清楚。

《易经》上论天文，下讲地理，中谈人事，是从自然科学到社会科学，从社会生产到社会生活融为一体的学科，是包罗万象的学问，是解读不尽、用之不竭的智慧。

《易经》把万物概括分为八类：乾、兑、离、震、巽、坎、艮、坤，也叫做八卦，这八卦与阿拉伯数字之间关系也非常密切，也非常有意思。

0到9共10个数字都有自己的含义。这其中，最有特点的就是数字"五"，在中国文化中"五"代表着阴阳调和、和谐、融洽。后代人形容"中庸"为"五字文化"，其实，就是不偏不倚，守正持中，用在身体上就是健康。

因此，"五字文化"特别适合汉代建立之初的政治形势，故汉代统治者才首倡"无为"，其实质，就是"五字文化"。

几乎很多身边的事物都被冠以"五字"，这样才能显示出祥和之兆，比如说：

九五之尊：九是权利，五是平和，旧指帝王的尊位，显示出做皇帝的人都希望自己的权利至高无上，黎民平和无争，自己的天下永世太平，传宗万代。

再比如，以下这些冠以五字的文化称呼，大多出于汉代，显示出了汉代"五字文化"的兴盛。

五经：《诗经》《尚书》《礼仪》《周易》《春秋》。

五官：耳、目、口、鼻、舌。

五脏：心、肝、脾、肺、肾。

五帝：黄帝、颛（zhuān）帝、帝喾（kù）、唐尧、虞舜。

第一篇　汉方养生

五伦：君臣、父子、朋友、兄弟、夫妇。
五行：金、木、水、火、土。
五色：青、黄、赤、白、黑。
五音：宫、商、角、徵、羽。
五味：酸、甜、苦、辣、咸。
五方：东、西、南、北、中。
五谷：稻、黍、稷、麦、菽。
五书：篆、隶、楷、行、草。
五湖：巢湖、鄱阳湖、洞庭湖、洪泽湖、太湖。
五岳：东岳泰山、西岳华山、南岳衡山、北岳恒山、中岳嵩山。
……

其实，到了东汉末期，"五字文化"已经深入到每个文化人的骨髓之中，大家都毫不怀疑地以"五"字为祥和，以"五"为健康，以"五"为万事平和之数，只要在生活中有"五"的形式在，生活就会和顺，身体就会健康。

关于"五字文化"对养生的影响，后文我们把华佗的"五字养生特色"全面展示给大家，让大家从另外的角度了解一个活生生的中华神医。

第二篇

百科之宗：华佗

　　在传统的思维里，神医华佗是中国的外科之祖，因为华佗是中医历史上第一位发明麻药的人。

　　我们认为，这样定位神医华佗太过片面，因为华佗是一位内外兼修的大国医，是中医历史上与张仲景同时代，且可与其比肩的苍生大医。

　　华佗一生擅长治疗各种内科疾病、外科疾病和各种疑难杂症。这在诸多文学典籍中都有记载，虽然很多属于传说，但却反映了人民对华佗神医的敬仰和崇拜。

　　本篇展示给您的是一位不同的华佗，一个内外双修的华佗，一个精于养生的华佗。华佗作为神医，他当然知道：治病不是医生的第一要务，延长寿命才是医生的第一本职，作为上医，不懂养生就是虚名。

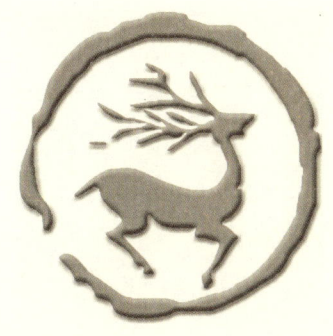

第一章　华佗与药酒养生

华佗是东汉末年三位杰出的医学家之一，是中国历史上的民间医皇。一生不入仕途，深入民间，足迹遍于中原大地和江淮平原，在内、外、妇、儿各科的临证诊治中，创造了许多医学奇迹，尤其以创麻沸散、行剖腹术闻名于世。后世每以"华佗再世""元化重生"称誉。

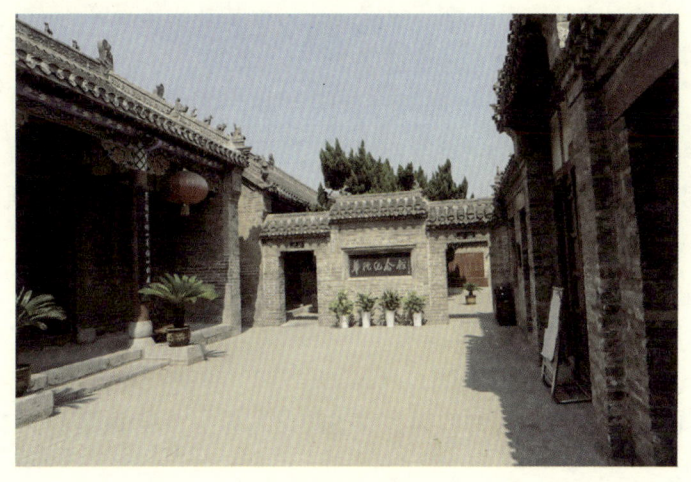

亳州华祖庵内景

古代中医分科不那么精细，无怪乎内外两科，内科虚实，外科急症，在当时的医学条件下，华佗内外兼修的医学绝技是绝无仅有的。

关于华佗的传记中曾经这样记载，华佗一生医学成就传承于扁鹊的《难经》，后来又精修《神农本草经》。

经考证，东汉后期，尽管政治昏暗，但是，当时的医学体系发展已经走向成熟。国家对医学的一贯支持，让东汉时期的医学传承环境很宽松。华佗弃文从医，之所以能快速地登堂入室，一是与他的聪明好学有关，更主要的是当时很多医学书籍已经成熟，并且广为流传，客观上为华佗从医奠定了基础。

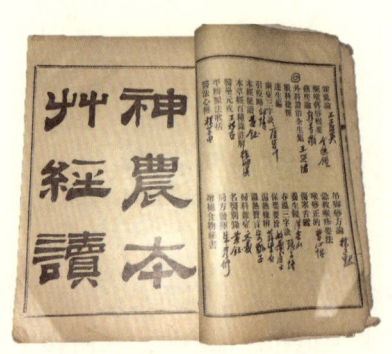
《神农本草经》书影

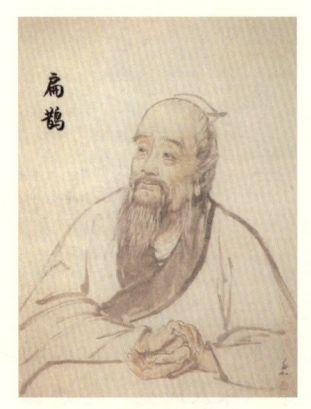
扁鹊画像

华佗在从医之前,是一个立志仕途的青年,自然熟读了《易经》《道德经》,以及诸子百家的各种书籍,中国文化的根基是非常深厚的。

当他研读《难经》和《扁鹊遗书》等经典时,完全可以直接学,直接用,一边学,一边用,这也恰恰符合学医之道。只有应用于实践才能不断提高自己的医术,而东汉末年的社会动荡,老百姓伤病很多,华佗在实践中一日千里,积累了大量的内外科治疗经验,最终炼得一身医学本领成为一代名医。

中医的最高境界就是治未病,华佗从医之前就明白这个道理。华佗在治病救人的过程中,不断提炼,总结出很多关于养生的真理和大道。他不是中国养生第一人,因为在他之前还有扁鹊等名医,但是,华佗确实算得上是养生界的"先锋官",因为后世的很多养生理论和养生方法都是从华佗学生的著作中找到的。

遗憾的是,至今我们仍然无法找到华佗的系统历史记载,只能从各种文化典籍中寻找片段,去推演华佗医术的精湛和神奇,从他学生的著作中找到华佗养生的精髓。

以《三国志》《三国演义》和《后汉书》为蓝本的很多文学典籍对华佗的演绎,让后世对华佗神医的印象更加地立体和丰满。

河南大学文学院教授、博士生导师,中国《史记》研究会顾问,中国《文选》研究会副会长王立群教授半生研究华佗,收集了很多华佗济世救人和作为"中国百科之宗""中国养生第一先锋"的第一手资料,为什么我们总爱拿华佗作为"神医"的代称呢?

第一,料病如神,预知生死。

相传原甘陵国,就是今天山东的临清,甘陵国相的夫人怀孕六个月,突

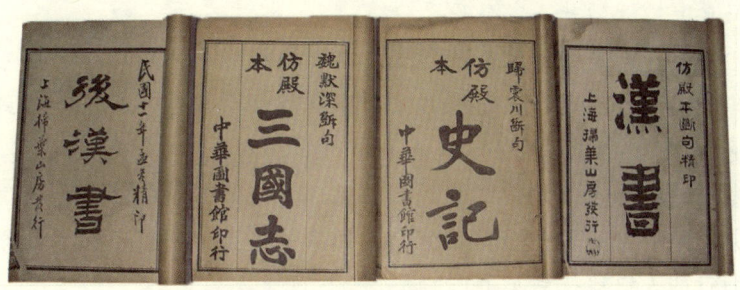

民国时期印行的二十四史前四史书影

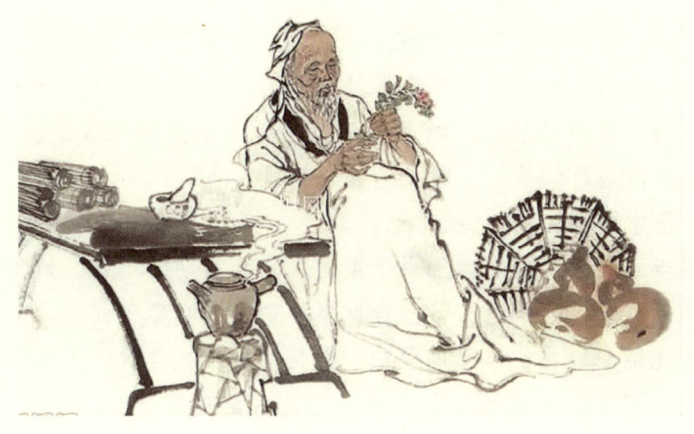

华佗识草图

然感到腹痛,痛得非常难受,然后请华佗来治疗,华佗把了把脉,就说夫人体内的胎儿已经死了。然后,华佗找一个人,为这位夫人摸一摸腹部,看胎儿是在左边还是右边,而且华佗告诉这个人,如果在左边是个男胎,如果在右边是个女胎。结果这个人摸过以后,说在左边。华佗就准备了汤药,然后,让甘陵国相的夫人把药喝下去,果然产下来一个胎儿,已经死了,是个男孩。这个男胎一产下来,甘陵国相夫人的腹痛立即就停止了。这个例子说明,华佗能判断胎儿是活的还是死的,一号脉就断定了。

一位督邮,姓顿,这个顿先生得了病,好了以后请华佗为他再看一看。华佗为他把脉以后,告诉他,他的病虽然好了,但是身体还很虚弱,在这个期间,千万记住,不能夫妻同房,如果有的话,就会发生不测,死前他的舌头会伸出几寸长。结果他病好以后,这个消息就传到他妻子的耳朵里了,他的妻子跑了一百多里地来看他,当天晚上有了夫妻生活。三天以后,果然病发,死了。而且临死之前,舌头伸出来有几寸长。这是第二个医案。他料定这个人只要有性活动就一定会死亡。

在盐渎县，就是今天江苏的盐城，有一位严先生，他和几个朋友一块儿去拜访华佗。等他们几个人进来以后，华佗就问严先生，是不是感到身体有点不舒服？严先生说没有啊，我很正常啊。华佗说，我根据你的面相来看，你得了急病，不要多喝酒，吃完饭赶快回家。结果，这位严先生吃完饭，坐了一会儿，和朋友一块儿坐车回家，在回家的路上发病了，然后从车上掉了下来，同行的人把他抱到车上送回家，当天晚上就死了。

有一个下级军官叫梅平，这个人因为有病被解除军职，梅平的家在广陵，离家还有两百多里地，他就找了一户人家投宿，而恰巧这天晚上华佗也来到这户农家投宿。主人就让华佗为梅平诊病，华佗号了脉以后就告诉他，太晚了，如果早叫我治，你这个病不会发展到今天。华佗说你赶快回家和家人见面，五天以后，你就不行了。梅平听了以后，第二天就往家赶，赶到家里，五天以后，果然病故。

第二，医术神奇，药到病除。

一位姓李的将军，他的妻子得了重病，而且长期治不好，请华佗来给她看。华佗看了以后，把了把脉，就告诉李将军，你的妻子在怀孕的时候受过伤，这个胎儿至今留在你妻子的腹中。李将军不信，他说，夫人确实是怀孕时候受过伤，但是，胎儿已经产下来了，没有留在腹中啊。华佗没说什么，就走了。华佗走后，李将军妻子的病有所好转，但是过了一百多天，病又发作了，没办法，又请华佗来看。华佗把完脉以后还是那个话，他说，你妻子的腹中有胎儿，而且是个死胎。你妻子当年怀的孩子是双胞胎，产下了第一个孩子，因为出血多，而且你妻子没感觉到腹内还有一个胎儿，接生的人也不知道，所以就接生了一个，而把另一个胎儿留在肚子里了。这个胎儿已经死了，死得时间很长，死过的胎儿，贴在你妻子的脊椎骨上，所以你妻子的脊椎骨非常疼，现在赶快吃药、针灸，然后让这个胎儿产下来。当时就开了汤药叫她吃。吃了药，配合着针灸，停了一会儿，他的妻子就感到腹痛得非常厉害，就像要生孩子一样，然后华佗就告诉她，这个死胎时间过长，让她自己产下来是不行的，需要有人帮助把胎儿取出来，华佗就指挥别人把这个胎儿取了出来。果然取出来一个死去的男胎，大概有一尺长左右，手脚都长全了，但是这个死胎是黑色的。

在东阳（今安徽天长县），有一户人家两岁的小孩光拉肚子，吃完奶就拉肚子，久治不愈，怎么治都治不好，最后只好找到华佗了。华佗看了看情况以后，听了听，就说这个小孩不要吃药，把小孩的药停了，这个病根在他母亲身上。两岁的孩子，病根在他母亲身上，吃母亲的乳汁，而他母亲的乳汁有虚寒，有寒气，这个孩子吃了带有寒气的乳汁，他才拉肚子，所以不能只给孩子治病，还要治他母亲的病，然后把这个药给他母亲吃，他母亲吃了十剂药，果然小孩不拉肚子了。这是一个很神奇的例子，子病治母，孩子有病却治他的母亲，这是中医非常典型的一个特点。中医认为人的身体是一个整体，不是头疼医头，脚痛医脚。五脏六腑是个中心，但是通过十二经络把整个的脏腑连成了一个上下相连、内外相通、整体协调的整体。一个脏腑的疾病可以通过经络和五行的关系影响到另一个脏腑，所以可以通过五行相克的理论来调治。中医治病的最终目的是让人体内部达到阴阳平衡，中医治病是通过吃药，达成人体的阴阳平衡。这样，病就好了，这就是中医治病。哺乳期的母亲和吃奶的小孩虽然是两个单独的个体，但是母乳却把她们联系在一起，母亲的饮食、健康状况、生活习惯稍有不慎，都会把这些不良的刺激通过哺乳带给吃奶的小孩，所以吃奶的孩子和喂奶的母亲不能分离。小孩有病如果与母亲相关时，就要先治母亲的病，调整好母亲的健康状况，吃奶小孩的病不治也会好的。

  有一次华佗在路上走，突然听见一个人痛苦地呻吟，华佗就立即停下来，主动上去看他一下。原来是一个病人，吃东西咽不下去，很痛苦，发出痛苦的叫声。这个人并不知道华佗是医生，并没有求他，华佗是听见呻吟声主动跑过去的。然后华佗就告诉他，我刚才路过那条街上有一个卖大饼的店，那个店里既有醋，又有蒜泥，你赶快去要些醋和蒜泥喝了，病就会好的，说完华佗就走了。这人赶快找到那个卖大饼的店，买了三升醋和蒜泥，然后把这三升醋和蒜泥全喝了。喝完以后，这个病人就开始吐，结果吐出来一条虫，随后疼痛也就神奇地止住了。

药酒养生：安五脏，养寿命。

  华佗神医不仅医术高明，而且朋友遍布天下，不仅百姓仰慕、崇拜他，更有很多达官贵人与华佗是莫逆之交，华佗能够在东汉末年的战乱中不受波及，很大程度上是由于很多达官贵人和诸侯的保护。

  在今天湖南岳阳有一座鲁肃墓，是三国时期吴国名臣鲁肃的墓葬，鲁肃在吴国举足轻重，更兼人品淳厚，是后世忠厚人的楷模。

  鲁肃与华佗的关系在历史没有详细记载，但在地方流传的故事很多。华佗因为给关公刮骨疗毒，又给周瑜留药治毒，而且经常为了躲避战乱去吴地，期间为百姓治疗各种疑难杂症，深得吴国百姓的爱戴，更与这位吴国的名臣结下了深厚的友谊。

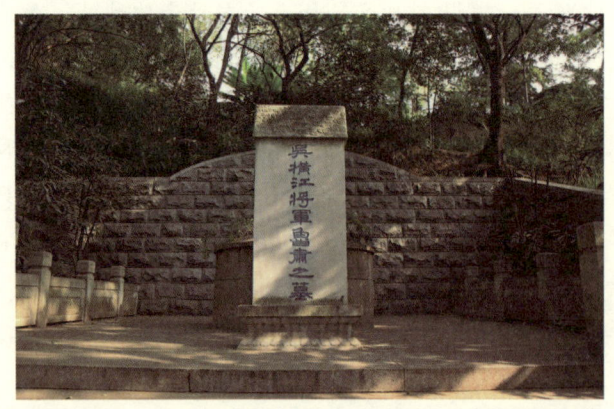

湖南岳阳鲁肃墓

一次，鲁肃与华佗在自己家中畅谈，谈到家里人丁不旺，五代单传，如今又是战乱，真怕哪一天吴国被曹魏所灭，心中有后继无人的担忧。流离到南方的华佗也深有同感，于是，华佗经过几天的思索，在临走的时候，给了鲁肃一个药方，方中有5味药材：黄精、天冬、枸杞子、苍术、松叶，并告诉鲁肃将5味药材洗净，蒸煮后取汁，加入酒曲后，深埋地下21天后，日常饮用，不拘多少，可保延年。

鲁肃对华佗的医术深信不疑，如获至宝，于是每天服用，但是，吴国当时治国统兵大任都在鲁肃身上，最终在华佗被曹操杀害7年后，他也因为过度劳累而离开人世。

但是，鲁肃的家人日常饮用华佗遗方药酒的习惯却一直没有改变，并且给这个药酒起了个好听的名字：华氏延年酒。

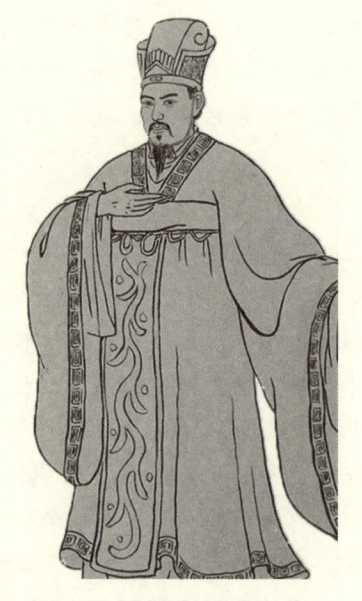

鲁肃画像

直到天下安定，鲁肃的孙子鲁睦在晋国做太平官，以华氏延年酒每天饮用两次，而得长寿，最终活到89岁，无疾而终，儿孙满堂，生得四子一女，鲁肃担心后继无人的情况没有发生。鲁家进而把华佗留下的长寿酒的方剂作为祖上传下来的传家宝，秘密收藏，一直饮用。并且偷偷地画了华佗的神像与祖父鲁肃的遗像一同祭拜。

后来，神医华佗留给鲁肃的延年五味方剂，被华佗的学生收藏，并加以引用，三个学生也都获得了长寿，后文会有具体表述。

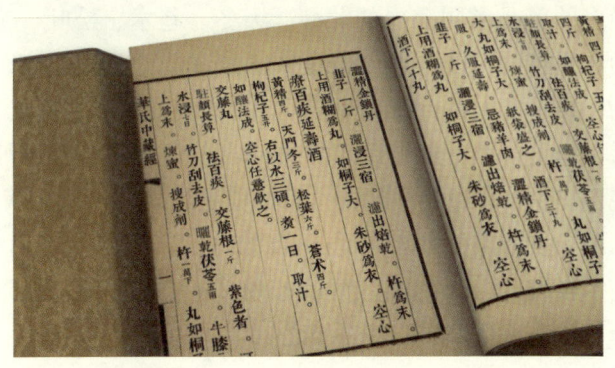

《中藏经》关于"疗百疾延寿酒"的文字

还有一个华佗留下遗方助人长寿的故事在湖南省衡阳市广为流传，而且这个故事后来引起当地人的关注，使得华佗遗方药酒最终被湖南省衡阳市注册为当地特产，成为衡阳市乃至湖南省的著名药酒，与出自马王堆汉墓遗方的"古汉养生酒""西汉古酒"一起，并称为：衡阳三药酒。凡是去过衡阳的人，如果不饮用这三种药酒，尤其华佗的延年酒（今名：华佗古方药酒）就会被认为没有去过衡阳，不仅会被人笑话，还会成为憾事。

衡阳位于湖南省的中南部，南岳衡山的脚下，衡山为五岳之一，"五岳"一词来源于中国的五行思想与对山岳、山神的崇拜，传说盘古死后，头和四肢化为五岳。"三山"则被认为是神仙居住的三座神山：名曰蓬莱、方丈、瀛洲。中华五岳的划分在《周礼》一书中第一次被命名，而《周礼》的成书年代是战国后期，也就是说，至少在东周时期，已经有三山五岳的称谓，三山五岳最早是作为皇帝定鼎天下的象征和狩猎示威的地方，后来被道家定位修炼的场所，故而三山五岳最终成为延年益寿的象征。从汉代以后，全国各地的人都以能登上三山和五岳为荣，以朝拜名山的菩萨净化心灵，得以长寿。

当时的华佗游历于今天的江南，也就是当时的吴国境内，自然不会放过南岳衡山，登衡山望北方而感叹人生蹉跎，大丈夫不入仕途而转学医，虽然救人无数，最终还是下九流。

下山之后，华佗旅居在今天的衡阳地方的一个村落，为地方百姓救治伤病。进而结识了一位当地刘姓乡绅，自说是帝室之胄，是汉光武帝刘秀的一支玄孙。忠君爱国思想浓重的华佗，对刘氏人族自然无比敬仰，又看此人和善、富裕，自然深信不疑，于是，在刘家盘桓数月。

刘乡绅的老父亲多病，常年卧床，华佗诊断后，发现老人多病缠身，脾肺虚弱，肝肾不调，气血不畅，五脏不安。于是，华佗给老人治疗了百日，使用的草药最多的就是滋阴养血的黄精、天冬、苍术、松叶、枸杞子、狗脊等不温不燥的和缓药物。因为老人的身体已经虚弱到一定程度，不能使用太多峻补的药物，结果老人在百日的调养后，得以慢慢下床，恢复了生活能力。

百日以后，华佗告辞，继续游历各方，临走的时候，刘乡绅似乎有难言之隐，尽情挽留华佗，华佗明白他的意思，他是怕老人再次犯病，会有危险，华佗就将自己给老人治病的方剂做了调整，给他留下了一个药酒秘方：

黄精、苍术各四斤，天门冬三斤，松叶六斤，枸杞五斤。右以水三石，煮一日，取汁，如酿法成。空心任意服之。

华佗告诉刘乡绅，按照这个方子给老人配制药酒，每天饮用多少不限，可保老人不再得病，或许能延年益寿，于是，作揖而别。这就是后来在《中藏经》中记载的"疗百疾延寿酒"的组方，只是当时还没有这个响亮的名字而已。

刘乡绅非常感动，目睹了华佗的神奇医术，神医又留下了药酒秘方。于是，如法炮制，给老父亲饮用，而且自己、夫人、全家人都可以饮用，体弱的老父亲不仅脾肺不再虚弱，肝肾功能也疏理了，五脏六腑没有再出问题，一直活到了耄耋（màodié）之年才无疾而终。而他本人，虽白发如雪，仍然身强体壮，活过了百岁。

衡阳本地的刘姓家族辈辈饮用此酒，世代不断，家里长寿之人越来越多，得病之人越来越少，不管是失眠、便秘的人，还是脾胃虚寒的人，也就是肚子疼、腹胀、腹痛、腹泻的人越来越少；肝肾不调的人，如腰膝酸软的，腰疼的、风湿骨病的，腿脚不灵的，身体也越来越好；有咳嗽气喘的，面色发黄的，牙齿松动的，头发掉落的人，也都不断减少，男人强壮依旧，女人则妇科病不生，延缓衰老，而且有美容养血的功能。

直到今天，这个"疗百疾延寿酒"能够成为衡阳当地政府支持和保护的地方品牌，与这个在本地流传已久的真实故事有莫大关系。

华佗的故乡在安徽亳州，安徽亳州一直想在本地注册"疗百疾延寿酒"，但一直没有得到国家批准，因为湖南衡阳市早了一步，将"疗百疾延寿酒"注册成地方著名医药品牌来保护，并得到了国家药品主管部门的批准，获得国药准字OTC批文。

第二章　华佗的医学成就

1. 外科手术先驱：华佗是中医历史上第一个对外科手术有巨大成就的名医，开创了中国外科手术的先河，发明了麻沸散等手术麻醉药品，减少患者痛苦，在世界是第一位的。

2. 中国方药之神：华佗精于方药。《华佗神方》由唐代名医孙思邈编集，书中囊括了华佗神医在临床中涉及的病理诊断、临证、炼药、养性服饵，以及外科、内科、妇科、产科等各种常见病症的论治与方药，并有经验秘方，累计有1103方之多。

3. 中国寿酒之祖：华佗一生行医民间，留给后世唯一一个药酒方剂是"疗百疾延寿酒"，选用了黄精、天冬、苍术、枸杞、松叶五味仙家药材，经过五步炮制，最终成为祛除百病，延年益寿的养生药酒，该方记录在其遗书《中藏经》之中。1983年被审批为国药准字药酒，更名为"华佗古方药酒"。因为有了"华佗古方药酒"传世，华佗也当之无愧的被后世称为"中国寿酒之祖"！

4. 中国健身体操之父：华佗不仅内科、外科双修，而且对健身运动也有独到见解，他根据动物动作发明的"五禽戏"至今仍然有非常巨大的健康价值，不仅得到国家的认可，更推广到国际，两千余年来光彩依旧。

5. 中华养生先锋：华佗不仅是一位治已病的名医，更是一位"治未病"的国医，他对于日常养生的研究超越常人，尤其是华佗的"脏腑养生理论（藏象论治）"至今仍然是中医界的养生指南，有着极大的研究价值和实践价值。

赠陈君景初

宋·王安石

吾尝奇华佗，肠胃真割剖。
神膏既傅之，顷刻活残朽。
昔闻今则信，绝伎世尝有。
堂堂颍川士，察脉极渊薮。

珍丸起病瘠，鱠虫随泄呕。
挛足四五年，下针使之走。
一言傥不合，万金莫可诱。
又复能赋诗，往往吹琼玖。
卷纸夸速成，语怪若神授。
名声动京洛，踪迹晦莨莠。
相逢但长啸，遇饮辄掩口。
独醒竟何如，无乃寡俗偶。
顾非避世翁，疑是壁中叟。
安得斯人术，付之经国手。

赞叹华佗

治病须分内外科，
世间妙艺苦无多。
神威罕及惟关将，
圣手能医说华佗。
华佗仙术比长桑，
神识如窥垣一方。
惆怅人亡书亦绝，
后人无复见青囊！

——摘自《三国演义》

赞华佗

清·宗能徵

悬壶济世救黎民，
贫者不取半分文。
妙手回春医绝症，
神医美名满乾坤。

第三章　华佗与经方

中医界有个派别分歧，那就是经方派和温病派，传统认为：经方派是以张仲景代表的"伤寒派"，而温病派则是以叶天士等代表的中医分支。

那么，与张仲景同处于东汉末年，却没有交集的华佗神医，也属于经方派吗？难道神医华佗成了张仲景的弟子和传人？其实不然，这要从"经方"的起源开始剖析。

有人说："经方"就是经验之方，或者是经典之方，这些解释太肤浅和幼稚，这是不理解中医，和形而上学人士的片面之辞。

其实，"经方"是对汉代以前临床医方著作及方剂的泛称。来自于殷商时代伊尹所著的《汤液经法》，其上而又源于《神农本草经》的初成本及《桐君采药录》。

后来，随着两汉中医顶峰的到来，"经方"变成了名医张仲景所著《伤寒杂病论》（后世分为《伤寒论》及《金匮要略》二书）所记载之方剂的代名词，因此，有人把张仲景称为"医方之祖"，后世中医学家称《伤寒杂病论》为"活人之书""方书之祖"，赞誉张仲景为"医圣"。古今中外的中医学家常以仲景"经方"作为母方，依辨证论治的原则而化裁出一系列的方剂。经方的特点可概括为"普、简、廉、效"。所以后世所公认的"经方"是指张仲景《伤寒杂病论》中所记载的方剂。

其实，这是非常不负责任和片面的，是对同期神医华佗的蔑视和不公。张仲景与华佗都是著名的中医学家，也都生活在东汉末年的汉献帝时期，但是没有史料说他们互相认识，更没有说他们之间有过医学交流。

他们既然同时生于那个时代，必定会面对相似的医学难题，比如伤寒病的流行、疫病造成的大量人口死亡等等，因此，他们都留下了关于伤寒病诊治的医学著作。唐代孙思邈的《千金方》，既收录了张仲景《伤寒论》的内容，也把神医华佗的"经方"和"脏腑八纲论治"记录下来，成了两人对于那段难忘历史如何认识的珍贵史料。

华佗在《素问·热论》的基础上，尽管也是使用汗法和泄法治疗外感热病，但是他的发汗方法有了发展，既使用针刺发汗，也使用摩膏火灸发汗，还有药物发汗，治疗手段不断丰富。并且还认为伤寒病"四日在胸，宜服藜芦丸，微吐之则愈。"第五天病邪入腹，就可以使用下法了。错过了时机，就会造成"胃烂斑出"。下法使用得过早或者过迟，都会发生不良后果。可见华佗对于伤寒病也是很在意的，谨守《热论》对于发病日期的告诫，小心翼翼地进行治疗，一点也不敢大意。

而且，传承至今的《中藏经》之中，也记录了华佗遗留给后世的六十余个组方，都是千古难得的绝世经方，比如，其中的第十四方"疗百疾延寿酒"，就是一个传承近两千年的传世寿酒，选用了黄精、枸杞子、天冬、苍术、松叶等五味药材，精炼、简单，益脾肺、养肝肾、强筋骨、补虚损，对脏腑虚弱，百病丛生的身体有极好的调理作用，养二本，祛五证，强五脏，延寿命。至今仍然光辉毅然，20世纪80年代被审批为国药准字号药酒，加入了一味狗脊，成为新的"延寿药酒"，落户在湖南衡阳的衡山脚下，在当地有"游南岳衡山，喝中国寿酒"的美誉，适合有各种慢性病的中老年人和向往长寿人士常年饮用，副作用小到没有，效果好到月月惊奇。

从"疗百疾延寿酒"的经方例子来看，华佗不仅擅长经方，而且用一生实践经方，也是经方大家。既然"经方"成词于商周，发展于两汉，可是有人已经把"经方之祖"的美誉给了"医圣"张仲景，难道华佗就逊色了？同样是东汉著名中医，一个是医圣，一个是神医，外号不相上下，自然在经方之上也平分秋色。于是，有人把"经方之仙"的美誉给了华佗，一祖一宗，都是汉代名医，想来，建立刘汉天下的亭长刘邦皇帝都会在地下偷着笑。

晋代名医王叔和感叹说："仲景明审，亦候形证，一毫有疑，则考校以求验。故伤寒有承气之戒，呕哕发下焦之问。"尽管如此，却出现了"遗文远

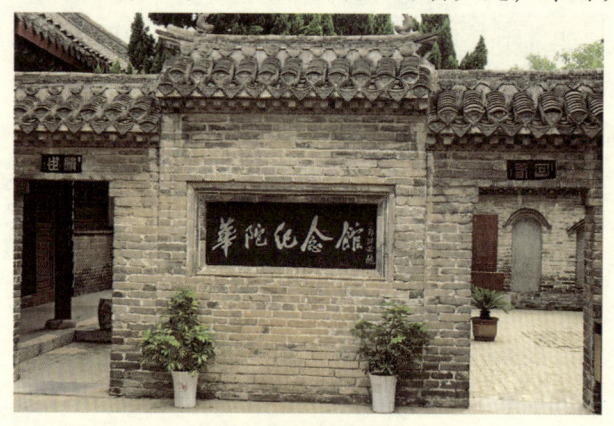

亳州华佗纪念馆

旨，代寡能用，旧经秘述，奥而不售"的现象，张仲景学术面临着失传的危险。奇怪的是：王叔和尽管整理了张仲景的著作，在论述伤寒传变的时候，他学习的还是华佗的"六部传变"，而不是张仲景的"六经辨证"。这又说明了什么呢？读者可以自行理解和发挥。

第四章 华佗养生"五个五"

华佗神医医术精髓多源自于自学,更得益于不断的医学实践和百姓的民间偏方,还有各种医学传承的精髓,如扁鹊的医学传承,《难经》的传世,乃至于《黄帝内经》、《神农本草经》的问世等等。

但有一点,所谓医者仁心,一个人有一个人的文化背景,用药方式和用药思想也有所不同。华佗深受汉代黄老思想的影响,因此,道家思想在他的大脑中也是扎根发芽,他云游四方为百姓治病,不仅是战乱的影响,更具有明显的道家痕迹。

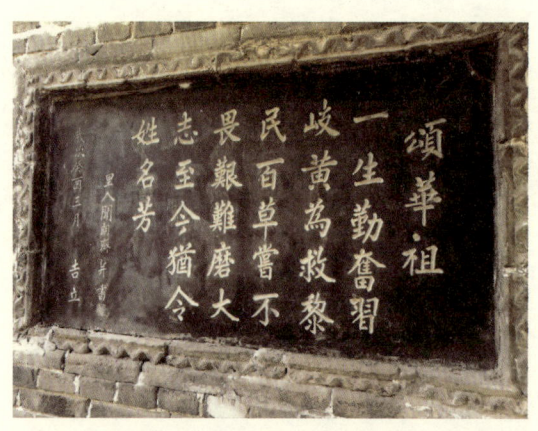

亳州华佗纪念馆颂祖墙

道家思想对他行医用药最大的影响就是华佗用药的"五字文化"特性,而且贯穿了他的一生。我们总结了华佗一生的养生治病特点,"五字文化"非常显著,由于华佗起于民间,所以他的医学经验非常实用,涉及到了生活中的五大方面。

1. 吃:五谷为食,五果为助,五畜为益,五菜为充

中国人以食素为主,这与祖先们以河为居,以谷为食的传统有关,结果中国人的五脏适应了这些素食。

至今中医一直提倡中国人食素,不要食用过多的肉类,因为我们的基因不适合长期食肉,今天诸多慢性病、怪病之所以盛行,就与大量食肉有直接关系。

而最终提出食素和五谷为主饮食结构的人就是华佗，民间得以效仿，后来才被加入到《黄帝内经》当中，因此，《黄帝内经》千年流传不是一成不变，而是不断被后世朝代人更改才传承下来的。所以，我们中国的很多经典书籍，常常有很多版本，什么唐本、宋本、明本等等，尽管主旨相同，但基本内容会因为作者的文化背景的区别而有所不同。

华佗在行医的实践中，发现很多百姓饮食结构不合理造成了脏腑不通、气血不畅的疾病，于是，就提出了"五谷为食，五果为助，五畜为益，五菜为充"的日常饮食结构模式，让百姓在正常服药的基础上，注意饮食结构的调整，防止"病从口入"。

现代营养学认为，只有全面而合理的膳食营养，即平衡饮食，才能维持人体的健康。在世界饮食科学史上，最早提出平衡饮食观点的是中国，由此可见，始于华佗的日常饮食模型的科学性和实用性。

"五谷为养"是指黍、稷、菽、麦、稻等谷物和豆类作为养育人体之主食。黍、稷、麦、稻富含碳水化合物和蛋白质，菽则富含蛋白质和脂肪等。谷物和豆类同食，可以大大提高营养价值。我国人民的饮食习惯是以碳水化合物作为热能的主要来源，而人类的生长发育的自身修补则主要依靠蛋白质。故五谷为养是符合现代营养学观点的。

"五果为助"系指枣、李、杏、栗、桃等水果、坚果，有助养身和健身之功。水果富含维生素、纤维素、糖类和有机酸等物质，可以生食，且能避免因烧煮破坏其营养成分。有些水果若饭后食用，还能帮助消化。故五果是平衡饮食中不可缺少的辅助食品。

"五畜为益"指牛、犬、羊、猪、鸡等禽畜肉食，对人体有补益作用，能增补五谷主食营养之不足，是平衡饮食食谱的主要辅食。动物性食物多为高蛋白、高脂肪、高热量，而且含有人体必需的氨基酸，是人体正常生理代谢及增强机体免疫力的重要营养物质。

"五菜为充"则指葵、韭、薤、藿、葱等蔬菜。各种蔬菜均含有多种微量元素、维生素、纤维素等营养物质，有增食欲、充饥腹、助消化、补营养、防便秘、降血脂、降血糖、防肠癌等作用，故对人体的健康十分有益。

2. 穿：五草（棉、麻、木、藤、竹）

至于日常生活中穿什么更能养生，起于民间的华佗认为，不要学习达官贵人每天穿绫罗绸缎，而是保持朴素本色，以草本为主，草本能治病，更能养人。

穿棉布衣服、麻布鞋,用木制床榻、藤椅、竹枕,这样才能与万物自然相应,保持身体与自然相协调,不会生病。

不仅告诉别人这样穿戴,华佗一生也是这样简朴生活,他本人一生坚持着一个国之大医的简朴操守:

穿麻布鞋走遍天下,行医救人。

穿棉布衣服外出,不仅透风、吸汗,而且能保持身体皮肤呼吸畅通。

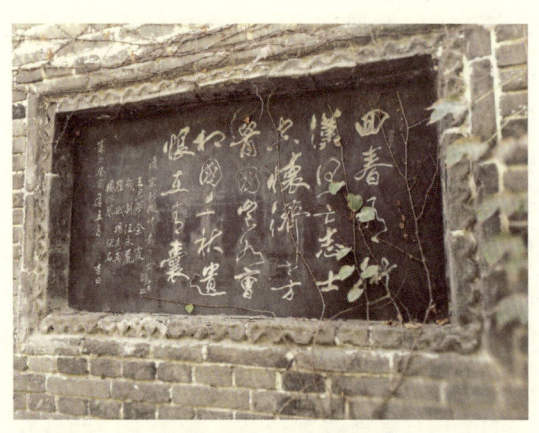

亳州华佗纪念馆颂祖墙

睡觉在木床之上,从不就地而卧,经过清漆处理的木床不仅接地气,而且能隔离潮气,不凉不热,适合养生。

藤不仅是生活用具,更是药材,很多藤具有很高的医学价值,如红藤。而因藤的柔韧性,最适合做家具,尤其是藤椅柔韧,与身体不直接硬性接触,躺在上面,不会造成磕碰伤,身体舒服,而且透气,特别适合老年人日常休闲和纳凉使用。

竹枕是中国人早期使用的主要枕头,古人认为竹是清闲君子,枕竹枕是品德高尚的象征。其实,竹枕最大的特点是清爽,更符合颈椎的弯曲,避免得颈椎病。现代人得颈椎病的人很多,可是古代人得颈椎病的却很少,这是与古人以竹为枕的习惯有很大关系,而且竹子价格便宜,甚至不需要花钱。

3. 喝:五味"疗百疾延寿酒"

没有人能考证华佗到底从什么时候开始给病人开上文提到的五味"疗百疾延寿酒"的秘方,但是,我们能考证的是,华佗一生用药的特点:

第一,华佗用药以平性药物为主,很少用人参之类偏行极大的峻补药物,采用的多是民间常见的、药性平和的、安全的药物为百姓治病;

第二,华佗用药多是药食同源的中药材,以养为治,极少用有毒的药材;

第三，华佗开方药味少、剂量适中、药效好。即所谓，药不分贵贱，对症就好。华佗用药坚持就是药到病除，从不拘泥于常规，这也是华佗医道精湛的充分体现。

传承至今的"疗百疾延寿酒"，华佗的处方是：

黄精、苍术各四斤，天门冬三斤，松叶六斤，枸杞五斤。右以水三石，煮一日，取汁，如酿法成。空心任意服之。

那有人问了，华佗开药，怎么会以斤、升计算呢？药量不大吗？其实，除了计量单位的演变，也体现了华佗用药的自信。

现代中医之疗效与华佗时代中医的疗效有很大差距，其原因可以归结为三点：一是现代中医几乎没有华佗时期的医术，很多现代中医不是中医，而是中医的皮、西医的瓤，离开化验诊断和心电图、B超等诊断仪器，基本上没办法看病，而且中医后继乏人；二是现代中药的质量没过关，药方好，药材不好，没有理想的治疗效果；而最关键的一点是：就算医术和药方都好，可是处方的药量太小，很难对病症形成优势局面，又如何谈到治愈疾病呢？这可能是困扰现代中医发展的很大局限，片面的要求用药的安全，而丧失了效果，百姓花了钱，却没治好病，只能把怨气撒在医生身上，说中医无用，转而投向西医，毕竟西医西药的效果快，百姓要的就是效果。

华佗的五味"疗百疾延寿酒"到底治病养生效果如何？从上面的解答中大家也能分出一二，在后面，我们会用更详实的篇幅为您介绍五味"疗百疾延寿酒"，从而把华佗留给世人的卓越药酒公诸于世，国家认可，百姓饮用，延年益寿。

4. 动：五禽戏（虎、鹿、熊、猿、鸟）

华佗一生的医学成就离不开"五"，以至于他发明的"五禽戏"也没有离开"五"。《三国志》《后汉书》等史书中都载录了"五禽戏"的具体练法，南北朝时陶弘景所编撰的《养性延命录》更是极尽详实地对"五禽戏"进行了论述和继承。后世医家、养生家也师传继承和发展，使得华佗"五禽戏"成为中国民间流传区域最大、时间最长的古代健身方法之一，就像今天的广播体操一样，妇孺皆知。据传华佗的徒弟吴普依法锻炼，到90多岁依然耳不聋，眼不花，牙齿完好，到百岁高龄。

1982年6月28日，国家卫生部、教育部和当时的国家体委发出通知，把五禽戏等中国传统健身法作为在医学类大学中推广的"保健体育课"的内容之一。2003年中国国家体育总局把重新编排后的五禽戏等健身法作为"健身气功"的内容向全国推广。

华佗"五禽戏"包括虎戏、鹿戏、熊戏、猿戏、鸟戏五种仿生导引术，动作柔和，适合各个年龄层次的人练习养生。

据学者沈寿研究认为，华佗依五行归类法创编的"五禽戏"，每一禽戏归属五行的某一类，主一脏之调养，具体对应关系为：

熊戏：属土，主脾，调理脾胃。人出滞食、消化不良、食欲不振等症状，不妨练练五禽戏中的熊戏。练熊戏时要在沉稳中寓于轻灵，将其剽悍之性表现出来，习练熊戏有健脾胃、助消化、消食滞、活关节等功效。

虎戏：属火，主心、宁心、活血、抑喜，使气敛而不缓，缓解腰背痛。如果你有腰背疼痛的症状，练虎戏能增强挟背穴和督脉的功能，缓解颈肩背痛、坐骨神经痛、腰痛等症状。

鹿戏：属木，主肝，舒肝、利胆、抑怒，使心平气和而不上逆，缩减腰围。很多上班族长期久坐、缺乏运动、生活不规律，导致腰围增大，习练五禽戏的鹿戏是个不错的缩减腰围的好方法。因为鹿戏主要是针对肾脏的保健来设计，它的各个动作都是围绕腰部来做运动，在练习的过程中，自然而然地使我们腰部的脂肪大量消耗，并重新分配，有益于缩减腰围，保持苗条身材。

猿戏：属金，主肺，宣通肺气，祛悲解忧，使气顺不消，增强心肺功能。习惯于乘坐电梯的上班族如果爬上几层楼梯，不少人都会累得气喘嘘嘘，这其实在提醒你，你的心肺功能需要加强了。猿戏中的猿提动作遵循"提吸落呼"的呼吸方式，身体上提时吸气，放松回落时呼气。上提时吸气缩胸，全身团紧；下落时放松呼气，舒展胸廓，这组动作有助于增强心肺功能，缓解气短、气喘等症状，感兴趣的朋友不妨试试。

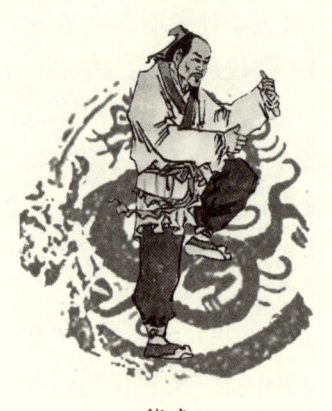
熊戏

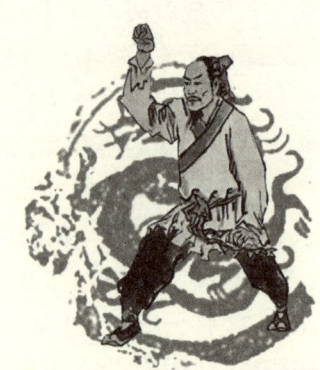
虎戏

第二篇 百科之宗：华佗

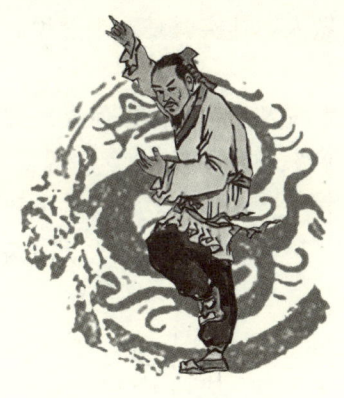

鹿戏

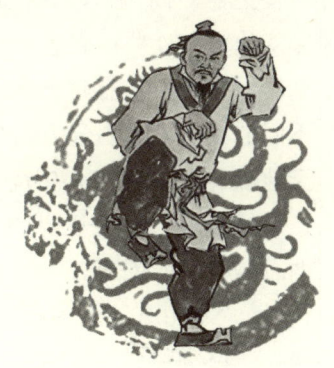

猿戏

鸟戏：属水，主肾，壮腰固肾，镇惊祛恐，使气不下颓，流行周身而不乱，预防关节疾病。关节炎是冬季的常见病、多发病，但是近几年来，炎炎夏日，在医院也会遇到不少肩周炎、关节炎的患者。主要原因就是这些患者使用空调不当，或者长时间吹电风扇，导致关节疾病的发作。练鸟戏时，动作轻翔舒展，可调达气血，疏通经络，祛风散寒，活动筋骨关节，可预防夏季关节炎的发生，而且还能增强机体免疫力。

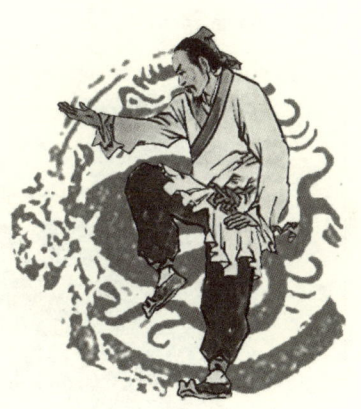

鸟戏

5. 静：五静（镜、净、敬、境、径）

华佗还在历史上第一次提出了"五静"的思想，后来被现代人加以提炼，作为励志和走向成功的警示语。

镜：古语云："以铜为镜，可以正衣冠；以古为镜，可以知兴替；以人为镜，可以明得失。"所以我们要学会反思，学会常常审视自己的足迹，吸收别人的长处，弥补自身的不足。

净：净可以从两个层面理解：其一为精神状态，即保持内心的纯净，没有邪念和贪念。佛家有云："身是菩提树，心如明镜台，时时勤拂拭，莫使惹尘埃。"既是这种追求，它就要求我们时时扪心自问，是否事事对得住自己的良知。其二为外部环境，即保持工作、生活环境的洁净。心理学研究表明，好的工作、生活环境可以帮助我们提升精神状态，整个人也会充满生机。凡是干大事的人，都爱干净。一屋不扫何以扫天下？

敬：即为低姿态。静坐常思己过，闲谈勿论人非；对内常怀律己之心，

— 39 —

对领导常怀敬畏之意。高调做事，低调做人。其实就是这个意思。只有保持低姿态，才能从他人之处获得启迪。

境：即境界。每个人各有自己的人生境界，与其他任何人的都不完全相同。把各种不同的人生境界划分为四个等级，依次是：自然境界、功利境界、道德境界、天地境界。这四种人生境界之中，自然境界、功利境界的人，就是现在的人；道德境界、天地境界的人，是人应该成为的人。前两者是自然的产物，后两者是精神的创造。

径：古诗云："书山有路勤为径，学海无涯苦作舟。"人生没有捷径，要想成就一番事业，必须踏踏实实地走好每一步，成功不仅仅是结果，更重要的是过程。但人们往往羡慕的只是成功后的鲜花和美酒，忽略的却是奋斗过程中经历的艰辛和磨难。

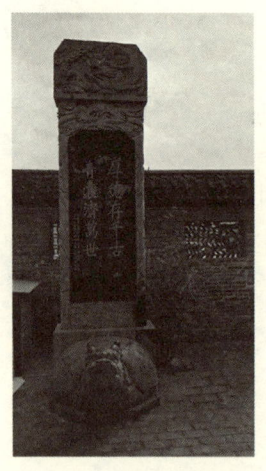
亳州华祖庵石碑

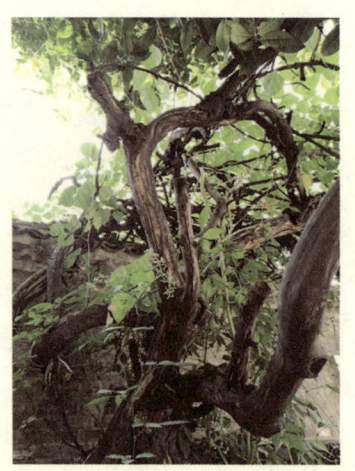
亳州华祖庵内的千年古藤

第五章　为何华佗弟子都享高寿

传说中，华佗一生的徒弟有很多，历史上记载的有三位，而且都因为沿袭华佗的养生方法而长寿。

第一位是以继承华佗"针灸神技"出名的樊阿。

樊阿是华佗早期的徒弟之一，华佗见他体质较弱，便传授给他秘方：漆叶青粘散。樊阿常服此散，寿至百余岁。"漆叶青粘散"中"青粘"是主药，"青粘"就是"黄精"。古代道家将"黄精"视为长生药而常采食，晋代张华《博物志》记载："太阳之草名曰'黄精'，饵而食之可以长生。"

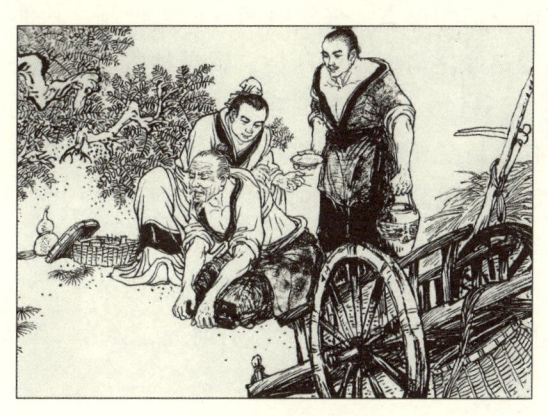

华佗弟子樊阿针灸图

一位以卖草鞋为生的人，后离家入山修道，以黄精、松子之类为食。一天晚上，他回到家与阔别数十年的妻子相见。妻子已是九十余岁的老妪，而他仍是年轻时的模样，妻子惊愕之余，不禁老泪纵横。

第二位是著有《吴普本草》的吴普。

广陵的吴普，他精于医术，且专长于本草学及养生，向华佗学练"五禽戏"，坚持锻炼，年九十余而精神矍铄。吴普承袭华佗的医术，为民治病，济世活人，深受百姓的崇敬。

吴普编纂的《吴普本草》，又名《吴氏本草》，见于《隋书·经籍志》。约著成于公元三世纪中叶，流行于世达数百年，后代有不少著作引述了它的内容，如南北朝贾思勰（xié）的《齐民要术》、唐代官修《艺文类聚》（《唐书·艺文志》还载有该书六卷的书目）。

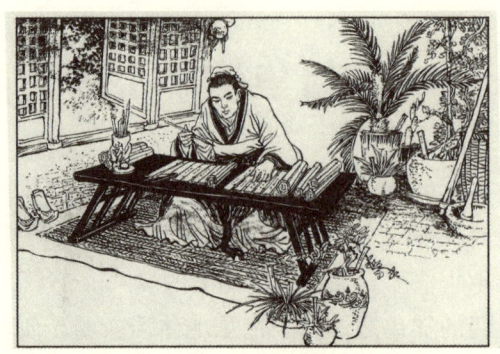

华佗弟子吴普研究本草图

近现代尚有人出版铅印本。原书为六卷，载药 441 种，每药论列正名、别名、药性、产地、药物形态、采集时间、加工炮制、功能主治、配伍宜忌等。书中广采先贤诸家之言，论说药性，辑录神农、黄帝、岐伯、雷公、桐君、扁鹊、季氏、《易经》、医和等 9 家之论，汇总了魏以前的药性研究。所记药效，注重临床实际，结合自己的实践，论述精辟而全面，堪称魏以前本草学之大成，对于考察我国本草学的发展，具有重要的史料价值。

第三位是药王李当之。

李当之是三国时期著名的医家，是华佗的著名弟子，少通医经，修神农旧经，得华佗真传，尤为精工于药学，多有研究，尝著《李当之药录》《李当之药方》《李当之本草经》等书。

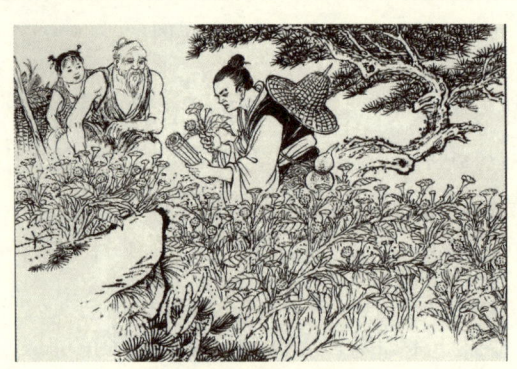

华佗弟子李当之采药图

李当之沿袭师父华佗的养生法，习五禽戏，喝延寿酒，最终也活过百岁而终。

第三篇

中华养生第一奇书：《中藏经》

作为后世人民心目中的神医，华佗一生虽然救人无数，却无法救治自己，最终悲怆地死去，连遗著都被烧掉了。因此，在中华民族的苍生大医中，华佗是最神秘，也是争议最多的名医，因为其他的名医都有著作传世，只有华佗没有，只有一个《青囊经》的名字，却几乎没有文字内容传世。

天不欺人，华佗的后人，或者华佗的徒弟，再或者是有良知的后世医学家，没有忘记华佗。他们把华佗一生的医学理论精髓和成就浓缩成了一本传世奇书——《华氏中藏经》，也有人干脆称《中藏经》。

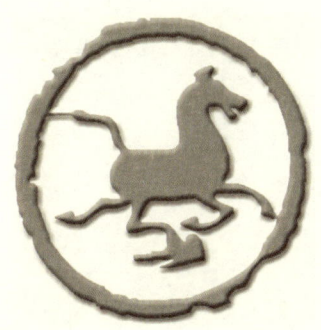

第三篇　中华养生第一奇书：《中藏经》

第一章　略论《中藏经》成书

儒家大师孔老夫子一生研究儒家学说，曾受业于老子，也曾带领部分弟子周游列国十四年，但是仕途不顺，最终抑郁而归，立志著书立说，教书育人。晚年修订六经，即《诗》《书》《礼》《乐》《易》《春秋》。相传他有弟子三千，其中有七十二位贤人。孔子去世后，其弟子及其再传弟子把孔子及其弟子的言行语录和思想记录下来，整理编成儒家经典《论语》。

由此可见，儒家经典《论语》不是出自孔子本人，而是后人根据孔子的言行假托的，但是却不影响孔子儒家学说的根本，不影响后世人去顶礼膜拜这位儒家大宗师。《论语》是继老子《道德经》之后的中国文化经典中的经典，后世文人多倒背如流，寻章摘句，都以能出自《论语》为骄傲。

用现在的话说，这就是品牌的力量。孔子的大家品牌，给了假托的《论语》至高无上的文学和政治地位，流传后世，中外闻名。

同样，华佗与《中藏经》也是如此，不同的是，华佗和《中藏经》没有孔子那么幸运，得到当权者的青睐，无法从政治的高度去定位和传播。于是，《中藏经》只能作为一本医学技术类的书籍，不温不火两千余年。

《中藏经》虽然不是华佗亲自撰述，却把华佗一生的医学精髓公之于世，至今仍然是中医界研究华佗的经典，既不比《黄帝内经》差，也不比《伤寒杂病论》逊色。

华佗的藏象理论与《黄帝内经》既有相同之处，也有不同之处，虽然都是从五脏调理入手，但是《中藏经》的藏象理论更具体，更有实践性，自成体系，是后世医学家借鉴继承的必要医学经典。

《黄帝内经》提出脏腑辨证的"八纲"是：阴、阳、表、里、虚、实、寒、热；《中藏经》提出的脏腑辨证的"八纲"是：虚、实、寒、热、生、死、顺、逆。这是两本医学经典的第一大区别。第二个区别是：《黄帝内经》更强调理论上的指导，而很少涉及脉象、用药等临床疾病论治，因此，才被称为现代中医的理论基础，而不是实践指导用书。而《中藏经》不仅给与了基本脏腑理论的精髓，更给与了脉象把握和基本用药指导，并给出了一些成方的使用和炮制方法，对于后世学医之人直接指导意义更强。

在《中藏经》下卷（清·孙星衍本）中，提到了一个传世的"疗百疾延寿酒"配方，是华佗留给后世的养生瑰宝，该养生药酒的五味组方是《中藏经》精髓理论的落地产物，调理五脏，祛病除疾，延年益寿。

我们无法为华佗鸣冤，实在是因为华佗等医学从业者在当时社会还位于下九流，无法登庙堂，而孔老夫子一生研究的儒家学说，其实就是为政之道，是统治者们需要的驭民思想，投其所好，才能有所发展，孔老夫子的聪明就在这里，抓住了主要矛盾，而华佗老夫子只是不关政治的疾病，但带来的却是关乎民生的福祉。

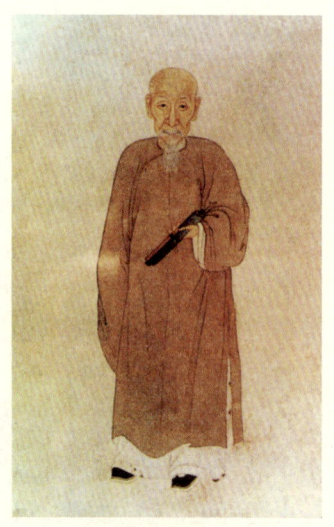

清代经学家孙星衍

第二章　如何研读《中藏经》的养生妙理

至今流传的《中藏经》以元代著名书法家赵孟頫手抄的《华氏中藏经》为蓝本，经清代嘉庆年间经学家孙星衍校对后流传至今。

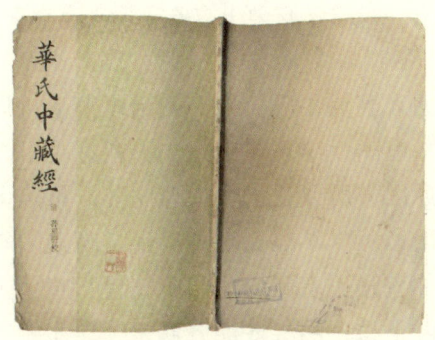

孙星衍点校版《华氏中藏经》

孙星衍版本的《中藏经》总体分为上、中、下三卷，上卷为理论，中卷为脉象，下卷为六十药方，对于学习中医的人一定要仔仔细细的拜读，作为百姓养生只需要简要明白其中的养生妙理即可。下面简单给大家摘要几句，供大家欣赏。

第一句：人者，上禀天，下委地；阳以辅之，阴以佐之；天地顺则人气泰，天地逆则人气否。

第二句：人有百病，病有百候，候有百变，皆天地阴阳逆从而生。

第三句：秋首养阳，春首养阴，阳勿外闭，阴勿外侵，火出于木，水生于金，水火通济，上下相寻，人能循此，永不湮沉，此之谓也。

第四句：心生血，血为肉之母；脾生肉，肉为血之舍；肺属气，气为骨之基；肾应骨，骨为筋之本；肝系筋，筋为血之源。五脏五行，相成相生，昼夜流转，无有始终。从之则吉，逆之则凶。天地阴阳，五行之道，中合于人。人得之，可以出阴阳之数，夺天地之机，悦五行之要，无终无始，神仙不死矣！

第五句：夫人有五脏六腑，虚、实、寒、热、生、死、顺、逆，皆见于行证脉气。

以上面这5句为例，《中藏经》对脏腑统治全身疾病的论治非常详细，是全书的总纲，对肝心脾肺肾彼此之间的相生相克的关系，以及如何顺应这种关系加以调养身体的重要性给我们提出了基本原则。由于该书是古文体制，我们整体浓缩了一下《中藏经》，其实，就是两句话：养生就是养五脏，养脏腑就是养寿命。

1. 养生就是养五脏

养生是一种大众实践文化，古人讲到：老百姓用"道"而不知"道"。我们民间有好多的说法，如"冬吃萝卜夏吃姜""晚吃萝卜早吃姜"，这就是"道"啊！为什么要"冬吃萝卜夏吃姜"呢？冬天外面冷，把毛孔封住，热含在中间。所以冬天的人容易出现内热，冬天吃萝卜可以把内热降下去。夏天太热，阳气往外放，中间就出现了空虚，寒就进去了。夏天人们往往容易拉肚子，这是内寒的原因。所以夏天反而要吃姜。早晨太阳升起来了，阳气往上升，姜是升阳气的，所以早晨要吃姜。到了晚上阳气下去，你体内的阳气也要下去，不下去你就睡不着觉了，叫阳气盛目瞠；阴气盛目瞑。到了晚上萝卜要把你的阳气降下去，阴气才能升起来，你才能睡个好觉。这是老百姓都知道的事，但往往不知道这就是"道"。还有很多，比方说："春捂秋冻"。春天是阳气上升的时候，春主风，风为百病之长，所有的病往往是从风开始的，所有的病根，风最大，所以它是长兄啊！春天要是不捂住了，风邪就很容易进来，进来就使你的阳气无法上升，所以春天要捂。秋天要冻，因为秋天阳气开始往回收，你不能太热，你太热阳气往外放，你只有冷一点，凉一点阳气才能收回来，阳气收回来了，冬天才能藏得住，阳气藏住了，第二年的春天你才会有精神，这也是"道"啊！

《中藏经》的精髓就是"脏腑养护理论"，华佗是一位注重临床的医学大家，百姓医仙，养生要靠内养，内养就是养脏腑，善养生者养脏腑。

五脏六腑是人体的根本。人体的五脏，肝、心、脾、肺、肾，时时刻刻都在密切地配合着工作，一丝不苟，井然有序：

肝藏魂，肺藏魄，心藏神，脾藏意，肾藏志；

肝从左升，肺从右降；脾主升清，肺主肃降；脾主运化水谷精华，肾司二便……一脏失和，则全身不安。

人体的六腑：胆、胃、小肠、大肠、膀胱、三焦，也是如此，胆为中正之官，胃主受纳水谷，小肠分清别浊，大肠传化糟粕，膀胱贮存排泄尿液，三焦通调水道,一腑不通则遍体不和。

五脏是收藏精气的,藏而不泻,要养五脏,就要保持五脏的相互平衡;六腑是运输水谷的,泻而不藏,要养六腑,就要保持六腑的畅通无阻。

五脏六腑,就像钟表里许许多多的齿轮,相互咬合,相互带动,相互牵制,共同构成了人体这样一个完美的有机整体。只要五脏六腑都安和无恙,人自然不会有病,永葆健康。

人体有五个藏象体系:

第一层藏象体系——肺脏系统

人体最外层的皮肤、汗毛孔就是肺的脏象体系,因为肺主皮毛;五官中的鼻子、鼻孔也是肺的脏象体系,因为肺开窍于鼻。如果这些地方出了问题,就应该养肺治肺,这才是正本求源。

第二层藏象体系——脾脏系统

皮毛下面的肌肉和软组织是脾的脏象系统,因为脾主肌肉;如果肌肉里面长了个结节或肌肉萎缩等问题肯定是找脾脏,脾功能下降,营养送不来,垃圾运不走,不出现萎缩就出现结节,脾保养好了问题就解决了。

第三层藏象体系——心脏系统

肌肉里面行走的神经、血管就是心脏系统的表现形式,因为心主神明(神明就是神经系统和思维智慧系统)、心主血脉(血脉就是我们的血液质量和血管系统)。五脏之中,心为君主之官,如果末梢神经系统功能停止了,人就不会动了;中枢神经系统大脑停止工作了,人就成植物人了;心脏停止工作了,人就死了;血管堵了,人就病了;堵在心脏是心梗、堵在大脑是脑梗、堵在肾脏是肾衰等等。

第四层藏象体系——肾脏系统

第四层就是骨架,是肌肉附着的地方,这是人体最里面的核心部分。骨头、骨髓、脑髓、精髓,归肾管,因为肾主骨生髓,这是肾脏系统的一个象。肾为先天之本,只有这个骨头健康了正常了,所有的肌肉、肌腱、神经、血管、器官才能正常地附着在上面,所以才会有"骨生血、血养骨"之争。

第五层藏象体系——肝脏系统

骨头和骨头的连接部分是肌腱、筋膜和骨膜,都归肝管,它们是肝脏的藏象系统,因为肝主筋。你看那颈椎病、腰椎间盘突出、关节炎等都是因为肝血不足,筋骨得不到营养,垃圾运不出去,末梢神经受到刺激,毛细血管迂曲痉挛,肌腱、筋膜缺血缺氧而产生的信号和结果——酸、麻、胀、痛、冷、痉挛、变形、错位等。

人体处处是五脏，这就是五脏与五体。

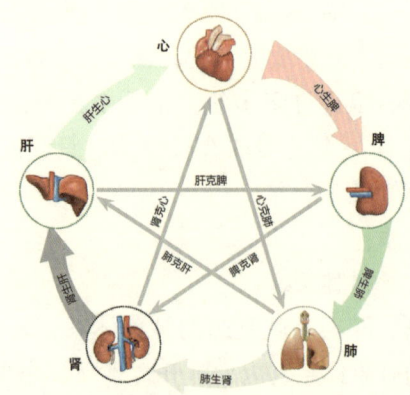

人体脏腑生克循环图

五官也是五脏的表象：肝开窍于目，肺开窍于鼻，脾开窍于口，心开窍于舌，肾开窍于两耳及前后阴。

五指也是五脏的体系，大拇指为脾胃，食指为肝脏，中指为心脏，无名指为肺脏，小拇指是肾脏。

眼睛也是五脏缩影，上下眼睑属脾胃，眼白属肺系，内外眼角属心系，眼睛里面的黑眼仁外圈属肝系，瞳孔属肾系。

牙齿也是五脏，舌头也是五脏，脚趾也是五脏，每个骨节也是五脏，人体相对独立的部分都是五脏的缩影。

所以，真正不生病的智慧，最直接、最高效的养生方法，莫过于利用中医的智慧，保持五脏六腑的精、气、神。而中医的智慧，很大一部分藏在中成药里，这是古人千百年来千锤百炼出来的方子，是在千百年临床实践中，亿万人用自己的身体检验出来的确有养生救命之功的妙药。

人同植物一样，也受天地"精、气"之滋养才得以生存。天有五气，五气入鼻，得藏于心肺，使五色修明；地有五谷，化生五味，五味入口，得藏于肠胃，五脏得以濡养。所以人的阴阳之根就是五脏，五脏得天之阳的五气以养"精、气、神"，得地之阴的五谷五味以"养形生力"。五脏是人体的健康之本，养生就是养五脏，五脏平衡人体则健康，这就是天人合一的生物全息论。

2. 养脏腑就是养寿命

脏腑气血的盛衰从根本上决定了人能否长寿。

"福如东海长流水，寿比南山不老松"常常是人们相互之间最美好的祝愿。从古代帝王的长生不老之梦到现代人对健康的孜孜以求，长寿堪称是一个久远的话题。虽然如今我们知道了长生不老是不可能的，但"尽天年而去"还是我们一直追寻的目标。那么长寿究竟是由什么来决定的呢？

《中藏经》认为："人之寿夭各不同，或夭或寿，寿者身心健康，年益寿延；夭者形神不保，病多寿折。"并且还提出，五脏六腑的气血盛衰是决定人之寿夭的根本因素，人体衰老的进程与脏腑强弱状况直接相关。脏腑居于体内是看不见的，但脏腑的活动状况却可以通过外部形体的特征表现出来。

通过观察人的面部特征来测知脏腑功能的强弱，从而判断人之寿夭的。长寿的面部特征一般是"基墙高以方""三部三里起""骨高肉满"等，这是因为骨为肾所主，肾为先天之本；肉为脾所主，脾为后天之本，肉丰骨高表明脏腑先天和后天的精气都比较旺盛，因而人能够长寿。古人在审美上以"方面大耳"者为美，其实这也是从健康的角度出发，认为面部丰满、五官端正证明此人的五脏六腑发育良好，生命力旺盛。

五脏六腑的气血状况既然对人如此重要，那么它们的盛衰又是由什么决定的呢？中医认为主要受到先天和后天两个因素的影响。

"益脾肺"就是"延年"

华佗认为：人体的后天之本是脾胃，后天调养适度，一样能够长寿。调养什么呢？就是脾和肺，脾肺是人体后天调养的一对母子，脾生金，脾是肺的母亲，二者的健康与否，直接决定了我们后天是否得病，病情轻重，以及康复的快慢等等。

中医讲养生就是一种健康的生活方式，衣食住行等都要"法于阴阳，合于术数"，也就是要"饮食有节，起居有常，不妄作劳"等，只要能够顺应自然规律去养护脾肺，就能够保证脏气安定、神气内守而不外泄，气血强盛终享天年。

那么，脾肺同治的法则合乎身体自然规律吗？医学界又是如何看待这个问题呢？脾肺同治的必然性在哪里呢？

1. 气的生成方面：

肺主气，脾益气，肺司呼吸而摄纳清气，脾主运化而化生水谷精气，上输于肺，两者结合化为宗气（后天之气）。宗气是全身之气的主要物质基础。脾主运化，为气血生化之源，但脾所化生的水谷之气，必赖肺气的宣降才能敷布全身。肺在生理活动中所需要的津气，又要靠脾运化的水谷精微来充养，故脾能助肺益气。

因此，肺气的盛衰在很大程度上取决于脾气的强弱，故有"肺为主气枢，脾为生气之源"之说。总之，肺司呼吸和脾主运化功能是否健旺与气之盛衰有密切关系。

2. 水液代谢方面：

肺主行水而通调水道，脾主运化水湿，二者均为调节水液代谢的重要脏器。人体的津液由脾上输于肺，通过肺的宣发和肃降而布散至周身及下输膀胱。脾之运化水湿赖肺气宣降的协助，而肺之宣降靠脾之运化以资助。脾肺两脏互相配合，共同参与水液代谢过程。

如果脾失健运，水湿不化，聚湿生痰而为饮、为肿，影响及肺则肺失宣降而喘咳。其病在肺，而其本在脾。故有"脾为生痰之源，肺为贮痰之器"之说。反之，肺病日久，又可影响于脾，导致脾运化水湿功能失调。

3. 从经络及五行来说，肺与脾有母子关系。

肺属金，脾属土，脾土能生肺金，因此说脾是肺的母亲，肺是脾的儿子。当脾胃出问题时，脾土不能生养肺金，就会导致肺气不足，皮毛不固，容易感受外邪而引发感冒、咳嗽等。

4. 从气血方面来看，肺是主呼吸之气，又主一身之气，而脾胃是气血生化的源泉。肺主一身之气是以脾胃为气血生化之源为前提的。

5. 从气机升降来看，脾胃升降是脏腑气机升降的枢纽。

如果一个人经常咳嗽，肺气就会上逆，这样就会影响脾胃的升降功能。而脾胃升降功能失常，脾胃失调，一方面会使肺的气机更加紊乱，另一方面脾土不能生肺金，就会使得肺的宣发肃降失常。这时咳嗽越来越不容易好，形成一种恶性循环。因此，我们想要调理好肺气，一定要先调理好脾胃中焦之气。

为此，华佗认为：脾肺之间是人后天不可分割的一对母子，是人的后天之本，无论治疗急症，还是养生、祛除慢性病都要从脾肺入手。

"养肝肾"就是"益寿"

华佗医疗体系认为：肝肾是人体先天精和血的生出和存贮之地，是人体的先天禀赋，每个人都是由父母之精血阴阳交感结合而生，父母给我们的先天基础就是"肝肾"。因此，中医有"肝肾同源"之说，主要指的就是肝主血，肾主精，二者都是人的先天之本，是我们生命的老本，一旦老本亏失，身体就会出问题，也就是精血亏虚，需要"肝肾同调"才能弥补精血亏损。

"肝肾同源"理论在华佗的脏腑理论中占据着非常重要的地位。后世医家王耀光认为"肝肾同源"的理论基础为肝肾母子相生、精血互生、经络相交，并同隶属于奇经，肝肾之阳气互相温煦，同时两者在发病学上亦具有同源性。

第三篇　中华养生第一奇书：《中藏经》

其中精血互生是"肝肾同源"的最根本基础。

肝与肾在生理上的表现为精血同源、阴阳互补、同寄相火及藏泻互用；病理上相互影响，肾阴虚致肝阴不足，肝阴亏耗致肾阴亦不足。

肝主藏血与肾主藏精相生、肝主疏泄与肾主闭藏统一、肝主生发与肾主涵养协调。

"肾生骨髓，髓生肝"是"肝肾同源"理论的关键环节，针对慢性肝病，从肾调治以协调肝主生发与肾主涵养调控体系，是其重要的治疗思路。"肾肝同治"包括"肾病治肝"、"肝病治肾"或"肝肾同治"。"肾肝同治"经典的基本治疗法则主要是指"滋水涵木法"，众多中医学家通过中医临床观察对此进行了探索和求证。

陈佩玲教授以补肾养肝法（滋水涵木）治疗慢性乙型肝炎，疗效显著。

梁健教授从肾调治以协调肝主生发与肾主涵养调控体系，治疗肝纤维化取得了极好疗效。

陈以平教授运用"肝肾同治"法则治疗乙型肝炎病毒相关性肾炎，取得明显疗效。

韩文兵医生用肝肾同治的方剂治疗糖尿病肾病，还发现，"肝肾同治"能够防治糖尿病肾病肝肾脏器纤维化。

罗金文医生根据肝肾同源理论，肾病治肝，治疗湿热型急性肾炎 35 例，总有效率达 94.29%。

罗玉清教授依据肝肾同源的理论，从肝肾论治男科杂症，如阳痿、遗精、不育症、早泄、前列腺炎等，多有效验。

兰学良教授以入肝肾二经具有补血填精作用的药物组成的自拟毛发再生汤为主治疗脱发，取得了良好效果。

张学娅等认为骨质疏松症（OP）与"肝肾同源"紧密相关。治疗 OP 时肝肾并重取得了较好的治疗效果。

同时，女性更年期由于肾气肾精亏虚，肝肾同源，肾虚水不涵木，从而又加重肝郁，导致脏腑气血紊乱，阴阳平衡失调，医者多采用调补肝肾以达体内阴阳平衡。

现代医家研究证实："肝肾同源""精血互化"的机理是通过刺激骨髓造血干细胞增殖、分化，直接促进造血功能而"生血"；同时也刺激骨髓间质细胞增殖、改善造血微环境，间接影响造血机能，揭示了"肾藏精、精生髓化血"的科学内涵。

华佗从脏腑理论中分解出了"肝肾同源"理论，指导自己的日常行医活动，在养生方面取得了巨大成就，尤其是与"脾肺同治"相结合，发明了"疗百疾延寿酒"，为后世养生调理慢性病开辟了一个千古通道。

而后世的医学家们，更是利用"脾肺同治"和"肝肾同调"的理论在各种急慢性疾病的治疗中也取得了诸多功效，足以让华佗神医欣慰。

第三章 要看懂中医书先弄懂三个字：症 证 病

在学习中医学过程中，很多人遇到这种困惑：症、证、病这三个不同的字经常出现，它们都有自己的定义，他们之间也有着明显的区别。为了大家读懂养生延寿的相关书籍，对自己的健康能够把握好，还是结合书中的例子讲给大家。

症：即症状，主要包括症状和体征。就是患者自己感觉到的自身异常变化及医生通过四诊获得的异常征象。患者自己主诉也就是患者自己感觉到的不舒适，我们管它叫症状，比如头痛、咳嗽、胸闷等。医生通过望、闻、问、切四诊检查获得的异常征象，我们管它叫体征，这是医生发现的，用医生的医学术语定义的症状，如面色白、舌质红、脉弦滑等。症是分析与判断病证的原始依据。

证：即证候，是疾病发生和演变过程中某阶段本质的反映，它以一组相关的症状，不同程度地揭示病因、病机、病位、病性、病势。或可认为"证"是人体生命活动状态的划分，是中医对疾病的诊断。它是各种致病因素与人体防御功能即正邪相互斗争过程中出现的一组病理体征和主观症状的综合。判断准确的"证"，常可反映出疾病的属性，病变的部位，疾病的病因病理和正气的虚实。如一患者面色萎黄、消瘦、胃脘隐痛、遇寒加重、喜温喜按、食欲差、拉肚子、舌淡、苔白润、脉沉迟，通过四诊及辨证得知：本病的起病是饮食失节，脘腹受凉；病变部位在脾胃，病机是寒湿伤脾，脾失健运；疾病属性为寒，正邪双方对比正虚明显。综合诊断是：脾胃虚寒证，从而制定出温补脾胃的治则。辨证，是在中医理论指导下，对临床病情资料进行综合分析，判断证候为论治提供依据的思维过程，即确定属于何证的过程。它是一种将周围环境、正气强弱与疾病特点加以综合考虑的诊断方法。从证的概念的产生到应用，全部是在中医的领域，与西医无任何关联，是中医的专利。

病：即疾病，西医和中医都在使用的概念。二者之间还有中西医结合的领域，对病的概念的应用双方均沾使用更广泛，错用和滥用也在所难免。中医认为，病就是指在病因作用下，机体正邪交争，阴阳失调，所出现的具有一定发展规律的全部演变过程，具体表现出若干特定的症状和各阶段相应的证候。西医则认为，病是人体内的器官或组织的能力和作用被损害或破坏的程度和状况。这话听来很拗口，细分析，中医对病的描述是宏观的、概括的，西医对病的描述似乎接近微观和具体。但有一点，双方是共同的，都是通过症的表现来描述病的状况。但在方法上还是有差别。差别就是西医可以借助工具（各种仪器、设备、诊断技术和方法），而中医不能借助也没有工具可借助，或说很少借助工具。比如我们诊断细菌性痢疾，西医诊断的过程大致是这样的：患者在痢疾流行季节发病，有发热、腹痛、腹泻、脓血粘液便、里急后重等症状；实验室检查：检出脓细胞白细胞、肛拭子检出或培养出志贺氏菌，细菌性痢疾的诊断便可以确立了。治疗方法可以说几乎全世界都是用同一种方法，即使用相应的抗生素，治愈的标准全世界也几乎分毫不差。细菌性痢疾患者，在中医诊断时，可能被分为至少3种证型：温热兼表、湿热壅遏、湿热内陷，尽管他们在临床的症状几乎都是发热恶寒，便有脓血，腹痛，但是由于兼证的不同，就有了3种证型，治法方药各异。由此可见，中西医对病的理解和诊断是有宏观和微观的不同视角，所以才有："西医治的是病，中医治的是生病的人"之说。但是，我们必须承认，西医的诊断方法为我们中医提供了一个良好的认识疾病的思路。使我们可以在微观的基础上，来思考人体内脏器的工作状态。为我们的辨证思病提供了一个新的途径。也为我们通过消病来消症提供了一种新的可能。

第四章　五证不除　脏腑难安
　　　　　长寿无望

　　从某种含义上讲，中医其实就是一个"证候学"，作为一名中医，如果分不清"证候"，那就称不上为"医"，所以，自古中医一直强调两个字：辨证。没有辨证，就没有诊病，没有辨证，就无法下药。无论是古人的望闻问切，还是今天的仪器仪表，都是为了"辨证"。

　　前文，已经讲了，"病"、"症"与"证"的区别，下面，主要给您讲的是我们每个人都可能碰见，或者已经碰见，甚至是天天打交道的"证候"。

　　新中国成立之后，我们国家对中医的研究一直没有停止，对中医证候进行了分类和整理，最终形成了标准的812种中医证候术语，精细之极，分证极其准确。

　　812种证候，想都给大家讲清楚，一是不可能，二是没必要，三是大家看不懂，四是篇幅太大。我们换种方式来讲，从根源上形象简单的给大家掰开揉碎的讲一下，目的是让大家明白中医证候的根在哪里？方便大家更好的理解华佗五脏辨证思维和更好的理解下文"华佗古方药酒"的功能分解：养五脏，除五证，祛慢病，延寿命。

　　人生在天地之间，难免会遇到风、寒、暑、湿、燥、火，北方多风，南方多湿，冬天多寒，夏天多暑，秋天多燥，春天多风，白天多热，夜晚多凉，自然如此，天道使然。作为我们每一个人要想不生病，就要认识自然，了解自然，从中悟出养生防病的道理和方法来。

　　其实，这就是中医，我们的老祖宗，就是在长期的生活实践中，在不断的风寒暑湿燥火的浸淫中不断总结提升，最终完成了中医的巨大诞生，写成了《黄帝内经》、《中藏经》等医学著作。

　　于是，"风、寒、暑、湿、燥、火"被命名为"六淫"，其实，就是六种病因，而老祖宗们在诊脉看病的时候，就是以这六种病因为基础，命名了最早的"六种证候"：风证、寒证、暑证、湿证、燥证、火证。后来，随着不同朝代中医大家们的钻研，最初的"六种证候"分解出具体的多支证候，最终变成了812种。也就是说，今天我们听到的中医讲的很多证候，其实，都是这个"六种证候"的子孙。

在我们日常生活中，常见的证候有很多，如风证的走窜，寒证的腹泻，暑证的发热，湿证的关节疼痛，燥证的便秘，虚证的失眠等等。下面就给大家主要介绍常见的五种证候：

1. 寒证

寒证，顾名思义，就是受寒气入侵，如屋子里温度低，就可能着凉，寒气长期在身体里除不去，就会由外寒变成内寒，最终寒气造成血液流速慢，肌肉僵硬，关节僵直，肠胃不适，腹泻腹痛等等。

寒证实际上是身体的阳气受到损伤，阳虚阴盛的多种病症的集合体，从头到脚，会有多种表现，个体不同，表现的寒证的部位也不同，病症也不同。

寒气进入人体最简单的途径有两个，一个是皮肤，一个是口鼻。皮肤着寒气慢而久，这个时候会出现一些肌肉的僵直、发硬、酸痛等表现，一顿火罐拔一拔，就会立竿见影。

可是从口鼻进入身体的寒气，会直接进入脏腑，想祛除就要费一翻功夫了，寒气进入身体，首先伤的肺，然后是脾胃，因为二者是寒气进入身体的必经之路。引起的直接病症有两个，第一是咳嗽，第二个脾胃虚寒，如腹泻、腹痛等。

着凉后咳嗽一般会和脾胃虚寒同时发作，患者明显能感觉到呼吸都有凉气外冒，这就是典型的寒证。怎么治疗呢？大家想一下，冬天外出几天，家里没有生火，屋子里自然寒气逼人，进屋马上就会觉得不舒服，咳嗽几声，肚子隐隐作痛，就是这个道理，有经验的老人会马上烧些热水喝一下，或者马上打开空调、电暖器，屋子里热了，咳嗽也就停止了，肚子也就不隐痛了。

现在很多老年人有脾胃虚寒，咳嗽无痰的毛病，其实都是寒证侵袭，是阳虚的表现，需要在内生热，引动阳气活动，就能祛除寒气，治愈寒证。

2. 湿证

湿证，也很容易理解，比如说长期在南方的人，常年在多雨、多水的地方居住，就会因为湿气过大，而被湿气伤身，湿气从皮肤、脚下进入，包括口鼻，首先伤及的是脾胃，所以脾胃多湿气，伤害严重的是关节，关节湿气被困，就会发生肿胀、疼痛、甚至是变形，西医说就是发炎的表现，实际上是湿气被困，产生内热，出现无菌性炎症。

比如说，一潭不流动的水，时间长了，就会自己发热，发热我们看不见，能看见的是潭水变绿了，变浑浊了，里面生了很多肉眼看见的微生物，这就是大自然的"湿证"。发生在我们身体里的"湿证"是湿气在某个部位被困，身体阳气无法祛除寒湿，就会在某个部位发炎，引起一系列病症。湿证，从病因上来讲，也是阴盛阳衰的表现，身体阳气被困或者被伤害，阴气过盛，湿气逆行，就会造成诸多病症。

为什么我们的中医祖先们常说"风湿病"呢？道理很简单，就是风、湿两种外感之气同时进入身体引起的系列疾病，不仅仅在关节，还包括肌肉、骨骼、内脏等，我们常听说某某人得了风湿性心脏病，这就是风湿二气侵入心脏引发的重大疾病。

作为风湿病一种的"风湿病关节病"是中老年人最常见的，也是影响生活最大的疑难疾病，几乎百分之八十以上中老年人都有不同程度的风湿性关节疾病，这都是年轻的时候不注重保养，贪凉、贪水，为了生活，不畏劳苦，跋山涉水的结果。

3. 燥证

燥证，不难想象，天气热，不下雨，就会干旱，比如沙漠地带。在身体上，燥邪多从口鼻而入，其病常从肺卫开始。燥邪致病干燥且易伤津液，表现为体表肌肤和体内脏腑缺乏津液，干枯不润的症状，如口鼻干燥、皮肤干燥皲裂等。燥易伤肺，肺为娇脏，外合皮毛，外感燥邪，最易伤肺，而致干咳少痰、口鼻干燥。燥邪所致的燥证常分内燥和外燥两类。

外面的干燥如皮肤干燥，就会瘙痒；口鼻干燥就会发干、发痒；如果是身体里干燥，问题就大了，便秘就是燥证的最常见病症。

燥证最大的特点是"干"，解决的办法只有一个"润"。

比如说，非洲草原干旱，草黄树枯，动物们都因为没有水而纷纷逃走，一旦大雨倾盆，草原上才会生机勃勃，万物复苏。

便秘，是老年人最常见的疑难病症，没办法就只能用开塞露，或者家人帮忙手动排便。便秘的病因很多，但是老年人的便秘病因多数只有一个，那就是"肠道干燥"，脏腑无法供给肠道必要的雨露滋润，老年人由于运动量比较少，肠道蠕动相对减慢，体内代谢废物无法被蠕动的肠道挤压排出体外，就会形成便秘，便秘的滋味也只有便秘的人自己才能清楚体会。

4. 虚证

虚证是老年人和女人常发的证候，虚，就是体虚，无论是阴虚还是阳虚，都属于虚证，是身体脏腑功能失调，导致身体营养供给不足，造成不同脏腑或器官发生的功能减弱或者障碍。

对于老年人而言，虚证是不可避免的，心脏虚弱，泵血不足，就会发生缺血性心脏病或者其他脏腑疾病，外表上就会脸色苍白，不爱活动，精神萎痹；肝脏虚弱，一方面会两眼昏花，失眠健忘，一方面会肢体麻木，手脚痉挛；脾胃虚弱，会出现食欲不振，消化不良等问题；肺部虚弱，就会出现呼吸困难，咳嗽气喘等问题；肾脏虚弱，就会出现排尿困难，腰膝酸软等问题。

虚证，对于老年人而言最常见的病症就是"失眠"。老年性失眠的多数原因是"心肾不交"，什么是"心肾不交"呢？

正常情况下，人体是否能轻松入眠，是心脏和肾脏掌管的。白天，心脏当值，人体火力旺，阳气十足，工作精神；晚上，肾脏当值，心脏休息，就会收藏阳气，睡觉才能香甜。

心肾相交，需要火的时候，火力足，需要水的时候，水力足，一旦心肾不交，白天需要火力，心脏却不能提供，就会昏昏沉沉，晚上需要睡觉，让心脏收起火，却收不起来，就会两眼发亮，睡不着。这就是心肾不交引起的失眠。

心肾不交似乎不好理解，其实就是阴阳相互约束，心脏属阳，肾脏属阴，白天阳气足，晚上阴气足，这样就健康，一旦出现阴阳互相不能约束，其实，就是两个脏器功能虚弱，是虚证的表现，失眠只是开始，如果不调理好紧接着就会发生更多的疑难疾病。

5. 损证

中医上，把"虚"和"损"放在一起来解释，也就是"虚损证"，其实，"虚证"和"损证"在病情程度上是有区别的，或者说，"损证"是"虚证"的后期。

很好理解，"损"就是损失、损伤，脏腑发生了功能性损伤，当然损失、损伤是形象性的，不是西医的手术之类的损伤。其实，就是脏腑功能减弱的沉重一层。

"损证"的常见病症有很多，其中最为常见的就是女性发病最多的"更年期综合症"。

更年期综合症是女人雌性激素由多变少过程中出现的一系列不适病症，比如说外表的脸色潮红，色斑，皱纹，皮肤暗淡等等，肢体上的发福、腰膝酸软、失眠，有的甚至烦躁、易怒、抑郁等等，对身心及家庭造成很大的隐患。每个人症状表现不一定相同，病因却极其相同，就是：脏腑虚损。

那么，该如何治疗以"五证"为代表的诸多症候呢？我们能提出问题，就有解决问题的办法，不过，您要耐心地阅读本书的第五篇内容，仔细阅读和体会神医华佗留下的"华佗古方药酒"，看看神医华佗是如何通过一瓶药酒来治愈如此之多的风、寒、湿、燥、虚、损等病证的，如何通过益脾肺、养肝肾、强筋骨、补虚损来为每一位老人喝来健康和长寿的。

第四篇

华佗古方寿酒

华佗是中医界最神秘的人，其医学贡献很大，《后汉书》有相关记载，民间传说更广，视其为人神，在安徽亳州还建有华祖庵。

华佗也是中医界被盗名次数最多的人，因为他的名气太大，民间口碑太好，以他的名义卖什么都非常畅销。

今天，我们给您介绍的华佗留给世人的"疗百疾延寿酒"是出自于《中藏经》的千古名方。该药酒1983年得到国家食品药品监督管理总局的权威认定，正式以华佗神医的名字命名。

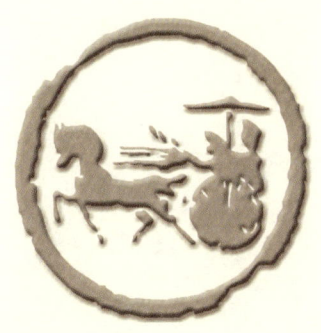

第一章　华佗传世三大药酒

开辟一个新朝代的第一位皇帝一般被称为"祖",如刘邦是"汉高祖",李渊为"唐高祖",赵匡胤为"宋太祖",朱元璋为"明太祖",努尔哈赤为"清太祖",而后继的皇帝中最有作为的一个,一般被称为"宗",如"唐太宗""宋高宗"等等。

尚无明确的考证,中国药酒的发明人到底是谁?也许是黄帝,也许是神农,也许是远古的某位神人,无论我们说是谁,都有可能,也都没有证据。也就是说,就药酒而言,没有明确的"祖",应该归功于劳动人民了。

可是,有记载的,把中国药酒运用到炉火纯青地步的却有其人,就是华佗神医,华佗一生行医从未离开药酒,遗憾的是,在华佗的众多高超医学技巧中,使用药酒的成就实在没有外科手术耀眼。于是,华佗的药酒修为和药酒奇方一直被埋葬,今天我们就把尘封的华佗药酒绝技剖析开来,让大家一起大开眼界,从你读到这些文字开始,华佗的药酒秘方就要为我们的生命造福,为我们的长寿添砖加瓦。华佗也不愧为"中华药酒之宗"。

华佗传世三大药酒之一:麻沸散

麻沸散是世界上最早的麻醉剂。《后汉书·华佗传》记载:"若疾发结于内,针药所不能及者,乃令先以酒服麻沸散,既醉无所觉,因刳(kū,剖开)破腹背,抽割积聚(肿块)。"华佗所创麻沸散的处方后来失传。传说系由曼陀罗花(也叫洋金花、风茄花)1斤、生草乌、香白芷、当归、川芎各4钱,天南星1钱,共6味药组成。

《华佗神方》由唐代孙思邈编集,里面就有人们所渴望一观为快的"麻沸散"配方。它的组成是:羊踯躅9克、茉莉花根3克、当归30克、菖蒲0.9克,以酒导之,服用。因此可以说是华佗发明的第一个药酒,不过不是用来养生,而是用来做外科手术麻醉剂的。

东汉末年,魏、蜀、吴三国争雄,军队和老百姓受伤得病的很多。华佗是有名的医生,伤病人员都请他治疗。那时没有麻醉药,每当进行剖腹、截肢手术时,病伤员忍受不了手术的痛苦,有的晕厥了,有的痉挛了,呼爹喊娘的惨状使人目不忍睹。为了减轻伤病员的痛苦,他想了许多办法,做了不少试验，总是收不到预期的效果。但他不灰心，继续摸索。

　　有一次，华佗为一个患烂肠痧的病人剖腹开刀。由于病情严重，前后忙了好几天，才把手术做好。手术做好后，华佗累得筋疲力尽。为了解除疲劳，他叫夫人打了一斤酒，炒了两个菜，自斟自饮。谁知华佗因劳累过度又加上空腹多饮了几杯，一下子喝得个酩酊大醉，弄得人事不知。他夫人可吓坏了！就用扎银针的办法进行抢救。人中穴、百会穴、足三里都扎了。可是华佗总是没有什么反应，好象失去了知觉似的。他夫人急坏了！随手摸摸脉搏、按按心窝，心脏跳动得还都正常。这时才明白华佗是喝醉了。

　　过了两个时辰，华佗醒了过来。他夫人就把刚才他醉后给他扎针的经过讲了一遍。华佗听了甚为惊奇：为什么给我扎针我不知道呢？难道说，喝醉酒能使人麻醉失去知觉吗？

　　第二天，华佗就对他夫人说："今天我再喝醉酒试验一下，你再给我扎针，看看我有没有感觉？"试验结果，先扎针还是没有知觉，后来肌肉打哆嗦，最后才知道有点痛了，就这样，反复地试验了多次，得了结论，酒也有麻醉人的作用，后来动手术时，华佗就叫人先喝酒来减轻痛苦。可是有的手术时间长、刀口大、流血多，光用酒来麻醉还是不能解决问题。

　　有一次，华佗到乡下行医，碰到一个患奇怪病症的人：病者瞪着眼，牙关紧闭，口吐白沫，手攥拳，睡在地上不动弹。华佗上前看看神态，按按脉搏，摸摸额头体温，一切正常。又问问病者过去有过什么疾病，病人家里的人说："他身体非常健壮，什么疾病都没有。就是今天他误吃了几朵臭麻子花（又名洋金花），才得了这种病的。"

　　华佗听了病家人介绍，忙说道："快找些臭麻子花拿来我看。"病者家人就连忙把一棵连花带果的臭麻子花送到华佗面前。华佗接过臭麻子花闻了闻，看了看，又摘了朵花放在嘴里尝了尝。顿时觉得头晕目眩，满嘴发麻："啊，好大的毒性呀！"

　　华佗摸清了得病的原因，就对症下药，用清凉解毒的办法把病者救了过来。华佗临走时，什么也没要，就要了一捆连花带果的臭麻子花背着走了。华佗把臭麻子花背到家，高兴地对夫人说："这回我找到了能麻醉人的药物了。"

　　他夫人一看，说："嘿，我说你得了什么宝贝呢！原来是臭麻子花，有什么稀罕，这东西我娘家庄前屋后到处都是。"

　　华佗说："那好呀，你赶快到你娘家去尽快地再多收一些臭麻子花来，给我配制麻醉药用。"

第四篇 华佗古方寿酒

就从那天起,华佗又开始对臭麻子花进行试验,他先尝叶,后尝花,然后再嚼果根。试验结果,要数果的效力最好。华佗又通查医书,走访高人,到处走访了好多医生,收集了一些有麻醉性的药物,经过多次不同配方炮制,终于把麻醉药试制成功了。他又发现,把麻醉药和热酒配制,麻醉效果更好。因此,华佗就给它起个名字叫"麻沸散"。

华佗制成"麻沸散"的消息很快传遍了各地,"有了麻沸散,治病如神仙",这话可一点也不假。华佗自从制成麻沸散以后,不论是开刀,还是破腹,他先让病人喝麻沸散,失去知觉后,再开刀动手术。这样,病人就减少了痛苦。手术后,在刀口上敷些金疮膏,病人的伤口就愈合得快多了。只可惜的是华佗的"麻沸散"自他死后就失传了。

有一次在行路途中,华佗见一群人围在路旁。他走近一看,原来是一名车夫倒在地上。只见那车夫面色蜡黄,两脚蜷曲,双手捂肚,不住地发出难以忍受的痛苦声音。华佗见状,立即放下药箱,蹲在地上为病人检查。过了一会儿,华佗转身对围观的人们说:"他这是患了肠痈(阑尾炎),如果早些治疗,针灸就可以了。""难道他现在无望了?"周围的人急切地问。华佗笑着摇了摇头说:"别急,别急,这点小病算不了什么。不过,我需要将他的肠子取出来治疗。"听说剖腹取肠,有的人吓得伸了伸舌头,还有的人情不自禁地倒吸了一口凉气。因为他们想像不出剖腹将有多么疼痛。华佗自若地取出一包药末,叫人取些酒来,给病人冲服下。不一会,病人安静下来,又过了一会,病人竟酣然大睡进入了梦乡。华佗让人把车夫抬到附近的一个房子里,用手术刀将车夫的肚皮划开,取出病人的肠子,切掉溃烂的那一段,缝合以后,敷上生肌的药膏。这一切工作完成以后,病人醒过来,睁开双眼,惊奇地发现自己的肚子不再疼了。当他得知刚才发生的一切时,感激地拉着华佗的手连声说道:"您救了我的命,我真不知如何感谢您才好。您真是一位神仙呀!"旁人问华佗在手术前给病人吃了什么,使他在整个手术过程中没有疼痛感觉。华佗笑着从箱里拿出一些粉末,说:"就是它,叫做'麻沸散'。吃了它,任凭你做什么手术也不会感觉疼痛。"有个小伙子大声问道:"是哪位神仙下凡送给您的?"华佗微笑着指指众人,又指指自己,说:"说到神仙,那可多呢,我就是根据乡亲们的提示,自己加以总结以后配制而成的。"

几天以后,车夫的病完全好了,又和其他的人一样出现在大路上。华佗医术高明的消息不胫而走,"麻沸散"的神效功能也随着华佗的名字传遍了千家万户。

"麻沸散"是华佗制造的一种很有效的麻醉药,这种药如果和酒一起服用,则效力更大,能起到全身麻醉的效果。而医学上现代采用的麻醉药剂,仅仅有100多年的历史。很早以前,欧洲人作手术,用的是放血的方法使病人休克,然后再进行手术。用这种方法,非常危险,血放多了,病人就永远醒不过来。即使不发生危险,病人也会因手术前大量失血,造成身体极度虚弱,对于恢复健康是很不利的。1842年,法国人黑克曼开始用二氧化碳作麻药,但这只能用在动物身上,而不能用于人。过了两年,美国人柯尔顿用一氧化二氮做麻药,效果也不太好。直到1848年美国人莫尔顿才开始用乙醚做麻药,今天西医还用这种药物。我国神医华佗使用"麻沸散"为病人做手术,至少比西方早1600年左右。但可惜此方失传,幸有史书记载了这一奇迹。我国历史文献《后汉书》中记载:"若疾病发结于内,针药所不能及者,乃令先以酒服麻沸散,即醉无所觉,因刳破腹背,抽割积聚。"可见,麻沸散的发明及其使用,不能不说是世界医学史上的一个奇迹。

华佗传世三大药酒之二:屠苏酒

北宋著名的文学家、政治家和改革家王安石写过一首名为《元日》的诗:

爆竹声中一岁除,

春风送暖入屠苏。

千门万户曈曈日,

总把新桃换旧符。

这是一首描写新年元日热闹、欢乐和万象更新的生动景象的诗。"元日"就是今天的春节,其中的"屠苏",就是屠苏酒。有人说屠苏是一种草名,也有人说,屠苏是古代的一种房尾,因为在这种房子里酿的酒,所以称为"屠苏酒"。

"屠苏酒"是东汉末名医华佗创制的,它是将大黄、白术、桂枝、防风、花椒、乌头、芨(yǒu)等中药放入酒中浸制而成。这种方法由唐代名医孙思邈掌握后,他在每年腊月,总是要分送给亲戚、乡邻一包药,告诉大家以药泡酒,除夕进饮,可以预防疫病。以后,经过历代相传,饮"屠苏酒"便成为春酒的风俗。之所以能成为风俗,主要是因为"屠苏酒"有防治瘟疫的功效。

"屠苏酒"中的大黄的功能是排除各种滞浊之气,推陈致新,所以被称为药中的将军;白术是健胃、利水、解热的药,久服能轻身延年;花

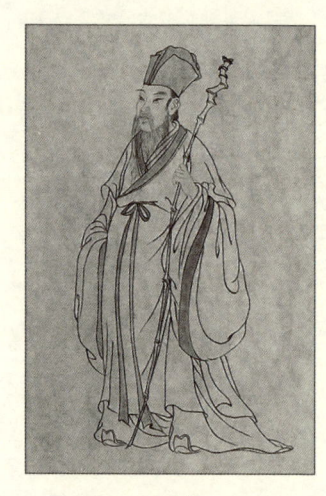

苏轼

椒能解毒、杀虫、健胃；桂枝的功能是温经、活血、散寒、止痛；乌头能去麻痹，温养脏腑；芨能驱毒、防腐、定神。

综合这些药的功能，可以肯定它有益气温阳、祛风散寒、避除疫病之邪的神奇功效。

宋代文学家苏辙的《除日》诗道："年年最后饮屠苏，不觉年来七十余。"说的就是这种风俗。有人不明白这种习俗的意义，董勋解释说："少者得岁，故贺之；老者失岁，故罚之。"

这种风俗在宋代仍很盛行，如苏轼在《除夜野宿常州城外》诗中说："但把穷愁博长健，不辞最后饮屠苏。"苏轼晚年精神仍然很乐观，他认为只要身体健康，虽然年老也不在意，最后罚饮"屠苏酒"自然不必推辞。

因"屠苏酒"的配方出自华佗，又为孙思邈、李时珍等诸多名家所推崇，无数典籍所转载，以及汉族民间千百年实践之口碑，使其具有至高无上的权威性和无可比拟的影响力。久而久之，元旦佳节饮"屠苏酒"便形成了民风民俗。遍及全国各地和多个民族，朝野共之，代代传承。

华佗传世三大药酒之三：疗百疾延寿酒

如果说，华佗的"麻沸散"还不能称为完整的药酒，还说得过去，可是出自华佗的组方"屠苏酒"可谓是货真价实的保健药酒，而且这两个酒已经在中国的药酒文化中鼎鼎有名。可是，在华佗的药酒生涯中，真正对我们每个人都有祛百病、延寿命的药酒却不是这两种酒，这两种酒充其量就是这个华佗第三大药酒的前奏，华佗留给我们的真正传世药酒是只有5味中草药制成的"疗百疾延寿酒"。

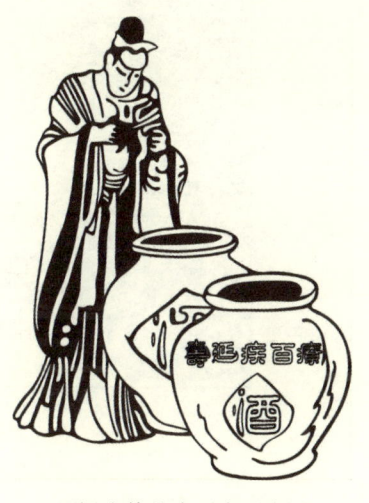

民间流传的疗百疾延寿酒

第二章　华佗药酒配方的传承变化

华佗一生游走天下，为各处百姓治病，他除了给病人祛除急症的病痛之外，百姓真正传颂他的根本原因，就是他留给百姓的那个祛除百病的养生药酒，那个能够让天下百姓供奉华佗的千年古方——疗百疾延寿酒。不过，这只是百姓心目中的秘密，没有正史记载，不要忘记，华佗是被当时最大的当权者以"莫须有"的罪名杀害的，至少在曹魏的时期，没有人再敢公开地揭开魏太祖曹操的伤疤，而到后期的东西两晋和南北朝时期，人们都忙着朝代更迭，哪还有人记得华佗和他的传世寿酒呢？

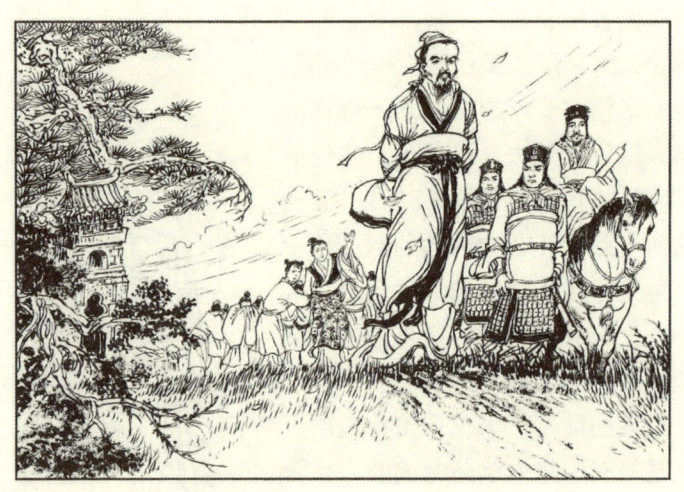

被"莫须有"罪名谋害的华佗

一、朝代更迭，华佗传世的"疗百疾延寿酒"从未失落

实际上，在三国后期，中国的天下一直处于分裂的局面，司马家族盗取了曹魏的天下，盗贼被盗，贼怎么会治理天下？曹操的后人不会，司马家族更是提不起来的"政治侏儒"，直到南朝北朝，天下分崩离析，都是一群盗贼互相倾轧，人心思治，呼唤稳定。

隋唐终于不负众望，尤其是唐太宗取得了天下，人民过上了好日子，中华民族终于走上了第二次辉煌时期，人民生活的稳定和富裕，终于给养生提供了土壤，而这个时候，华佗遗方的"疗百疾延寿酒"终于浮出水面，而且一发不可收拾，后来朝代的官方书籍中都有实际记载。

◇ **古代医家医书记载"黄精酒"**

1. 唐代著名药王孙思邈高调传承华佗遗方

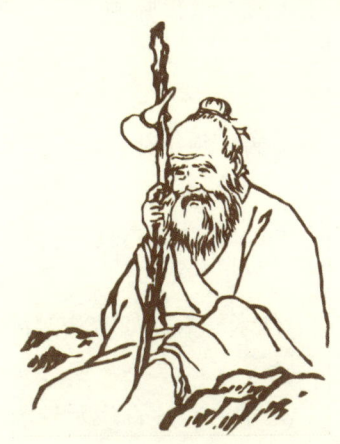

药王孙思邈

孙思邈是唐代中医的名片，他继承的"五精酒"组方，就是华佗"疗百疾延寿酒"的方底。孙思邈的《千金翼方》记载了一个药酒秘方：

黄精四斤，天门冬三斤，松叶六斤，白术四斤，枸杞子五斤。

右五味皆生者，置于金器中，以水三石煮之一日，去滓，以汁渍曲如家酿法，酒熟取清，任性饮之，一剂长年。主万病，发白返黑，齿落更生。

后世验证：此方与华佗"疗百疾延寿酒"，仅是白术与苍术之别，前者为苍术，后者为白术，诸药剂量亦完全相同，两方的功效也基本相同。

2. 宋代官方药书记载黄精酒方可延年

《太平圣惠方》简称《圣惠方》，宋代官修方书。全书共1670门，方16834首，该书所搜集的医方，较能反映北宋前期的医学水平，是宋淳化三年（公元992年），王怀隐、陈昭遇奉旨完成。该书在"卷第九十五"中记载：

黄精酒：主治万病，延年补养，发白再黑，齿落更生方。

黄精（四斤），天门冬（三斤去心），白术（四斤），松叶（六斤），枸杞根（五斤）。

上述药。都锉。以水三石。煮取汁一石。浸曲十斤。炊米一石。如常法酿酒。候熟。任饮之。

后世验证：本方源自唐代孙思邈《千金翼方》，是华佗"疗百疾延寿酒"的修改方剂，

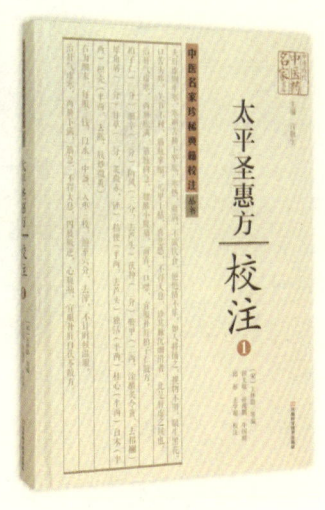

《太平圣惠方》

功效相同。

3. 明代两大医书记载黄精酒方祛病延年

《普济方》是中国历史上最大的方剂书籍，它载方竟达 61739 首，刊于 1406 年。系明初编修的一部大型医学方书，书中广泛辑集明以前的医籍和其他有关著作分类整理而成，由明太祖第五子周定王主持，教授滕硕、长史刘醇等人执笔汇编而成。该书对于黄精酒有两个记载：

记载之一：黄精酒方

《普济方》卷二百六十五记载："黄精酒"主治万病。延年补养。发白再黑。齿落更生。

黄精（四斤），天门冬（三斤去心），白术（四斤），松叶（六斤），枸杞根（五斤）。

上药，都锉。以水三石煮取汁一石。浸曲十斤。炊米一石。如常法酿酒。候熟任饮之。忌桃李雀肉。

后世验证：本方源自唐代孙思邈《千金翼方》，是华佗"疗百疾延寿酒"的修改方剂，功效相同。

记载之二：发展的"黄精酒方"

《普济方》载有"五精煎丸"，方为：

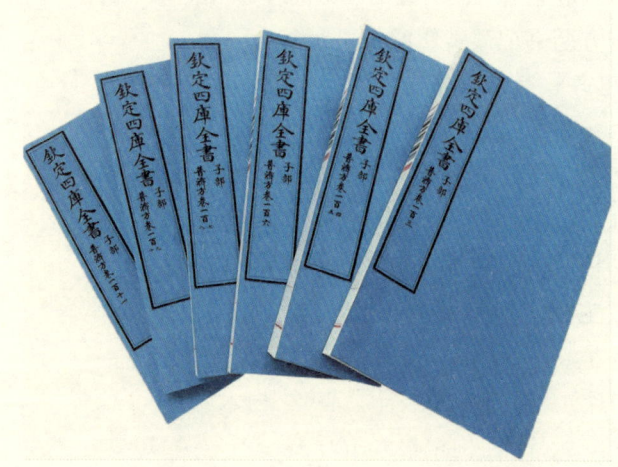

《四库全书》中的《普济方》

白茯苓（去黑皮筋，取末），干菊花（饮一服时，不住晒，酒泡，焙干别取末），石菖蒲（石上生者，酒浸三日，炊二日，焙干别取末），桂（去皮取心干者，中研取末），各四两。

白术（切作片子，白者佳），天门冬（去心焙），人参，牛膝，各一升，

第四篇 华佗古方寿酒

捣碎,各以水并酒共一斗,浸药三日后绞取汁滤去滓,于银器内慢火各熬成膏。生黄精五斤,生地黄五斤,二味各捣取汁,银器内慢火熬成膏。

右先将下六味逐味取汁熬至半斤,可住火,然后将膏六味共合成三斤,以前四味散药同和匀,曝干,再入膏和搅,直俟入尽三斤膏药,再入臼中杵五六千下,丸如桐子大。每服三四十丸,食前用清酒或米饮下。治上膈多热,下脏虚冷,皮肤不泽,气力乏少,大便秘涩,或时泄痢,头旋痰喘,口干舌强。益寿延年,久服有效。

后世验证:本方名"五精煎丸",但药有十味,"五精"就是华佗"疗百疾延寿酒"五味组方,后又有发展,加入了其它五味药,虽不同,但功能相近,均有益气滋阴之功效。

"五精煎丸"与"疗百疾延寿酒",均适宜于中老年人气阴两虚、须发早白、疲乏少力、头晕目眩者服用。

《奇效良方》全称为《太医院经验奇效良方大全》,是明代太医院董宿辑录、方贤续补,由杨文翰校正刊行的。全书共69卷,也有人将目录作1卷计入后而为70卷的,约成书于公元1449年,以明成化7年辛卯太医院刊本为底本,以明正统间刻本为主校本。

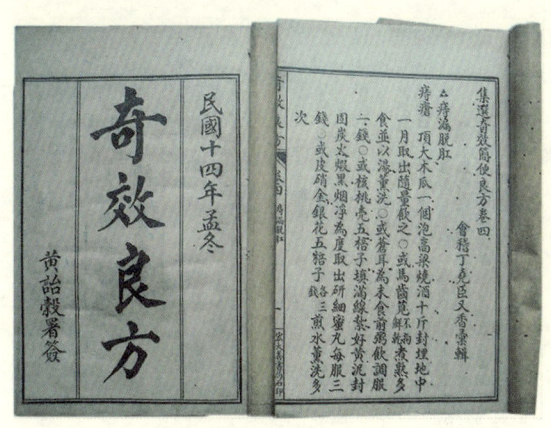

民国版《奇效良方》

该书在"卷之二十一"诸虚门(附论)诸虚通治方记载了"黄精酒方":黄精、苍术(各四斤),枸杞(五斤),松叶(九斤),天门冬(三斤,去心)。

上都锉,以水三石,煮取汁一石,浸曲十斤,炊米一石如常法,酿酒候热,任性饮之,忌桃李雀肉。主万病,延年补寿,发白再黑,齿落更生。

后世验证:本方也采自孙思邈传下的"黄精酒方",是华佗"疗百疾延寿酒"五味组方的传承，组方配伍同类，效果相同。

4. 清代孙星衍推崇《中藏经》

清代著名经学大家孙星衍本《中藏经》，下卷疗诸病六十方中的第十四方，就是"疗百疾延寿酒"的原版配方：

黄精、苍术（各四斤），天门冬（三斤），松叶（六斤），枸杞（五斤）。右以水三石，煮一日，取汁，如酿法成。空心任意服之。

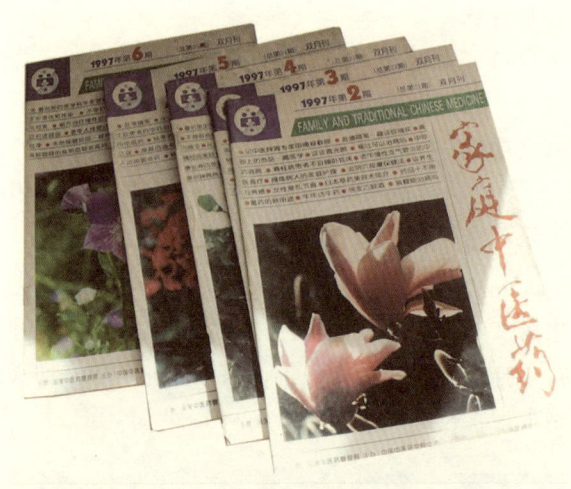

1997版《家庭中医药》

◇现代权威医学媒体和书籍肯定华佗遗方养生酒

1. 《家庭中医药》（月刊）创刊于1993年，由中国中医科学院中药研究所主办。以弘扬中医药传统文化、普及中医药知识、增进大众健康为己任，以家庭生活为中心，宣传介绍中医药在防病治病、食疗养生、保健长寿等方面的经验与常识，用平易近人的语言向读者介绍深入浅出、方便、易学、有效的中医药知识和切实可行的中医药方法，具有科学性、实用性、可读性和收藏价值，深受读者欢迎。

该月刊在1997年刊登了"疗百疾延寿酒"组方：

药物组成：黄精、苍术各100克，天门冬74克，松针150克，枸杞子150克。

功能主治：滋精养血，益气生津。凡中老年精气亏虚，未老先衰，须发早白者均宜饮服。

用法用量：每次服20ml，每日二次。

制备方法：用50%白酒2500ml浸泡上药，半月后饮服。

药用价值：

（1）抗病原微生物作用：体外试验表明：黄精水提取液（1∶320）对伤寒杆菌、金黄色葡萄球菌、抗酸杆菌有抑制作用，2%黄精在沙氏培养基内对常见致病真菌有不同程度的抑制作用。

（2）对血糖的影响：兔灌喂黄精浸膏，其血糖含量渐次增高，然后降低。黄精浸膏对肾上腺素引起的血糖过高呈显著抑制作用。

（3）抗疲劳作用：黄精煎剂17.67%浓度，0.3ml/只腹腔注射，可延长小鼠游泳时间。

（4）抗氧化作用：黄精煎液20%浓度，13ml/只喂饮，连续27天，使小鼠肝脏超氧化物歧化酶（SOD）活性升高，心肌脂褐质含量降低。

（5）延缓衰老作用：黄精煎剂，20%浓度浸泡桑叶喂养家蚕，有延长家蚕幼虫期的作用。

（6）止血作用：黄精甲醇提取物40mg/只，正丁醇部分20mg/只，水层部分20mg/只，腹腔注射，对干冰－甲醇冷冻小鼠尾部1分钟，切尾法实验表明有止血作用，使小鼠出血量减少。

（7）对心血管作用：黄精水浸膏0.16－0.26g/kg静脉注射，明显增加麻醉犬冠脉流量；1.5g/kg静脉注射，对垂体后叶素引起的兔心肌缺血有对抗作用，对抗垂体后叶素引起的T波增高，促进T波异常提前恢复；12g/kg腹腔注射，可增强小鼠对缺氧的耐受力。

（8）抗病毒作用：黄精多糖0.2%眼液滴眼，6次/天，或加服黄精多糖10mg/kg，2次/天，对兔实验性单纯疱疹病毒性角膜炎均有治疗作用。

（9）其它作用：黄精煎剂6g/kg灌胃，连续10天，可提高小鼠红细胞膜$Na^+－K^+－ATP$酶活性。40%黄精醇提液0.3ml/只腹腔注射，能提高小鼠心肌、肝、脾组织细胞DNA对$3H－TdR$的掺入率。黄精煎剂0.5g/只灌胃使小鼠血浆cAMP、cGMP含量均下降，而以cGMP下降更多，因此cAMP/cGMP比值大于对照组，脾组织cAMP、cGMP含量均上升，但cAMP/cGMP比值无明显变化。

2. 传世经典医书《中藏经》记载"疗百疾延寿酒"

新中国成立后，众多权威医学出版社，都纷纷整理和出版中医传世经典著作，以中国中医药出版社、学苑出版社、人民卫生出版社、人民军医出版社、中国医药科技出版社、中医古籍出版社、北京科学技术出版社以及很多地方医学出版社等纷纷出版不同版本的华佗《中藏经》原版书籍和校注等。

而其中中医古籍出版社出版的清代孙星衍版本的《中藏经》最为权威，

下卷的六十种华佗遗方中记载了华佗"疗百疾延寿酒"组方，列为第十四方。而且，在这60种组方中，养生药酒组方仅此一个，绝无仅有。

3. 《中国药酒大典》记载"疗百疾延寿酒"

由中国孙思邈研究会高级医学顾问，《现代医学》杂志编委朱君波教授主编的《中国药酒大典》，该书是目前中国药酒界最权威的工具书，收录了中国古代和现代药酒配方共计1622个，其中，出自华佗的"疗百疾延寿酒"也位列之中。

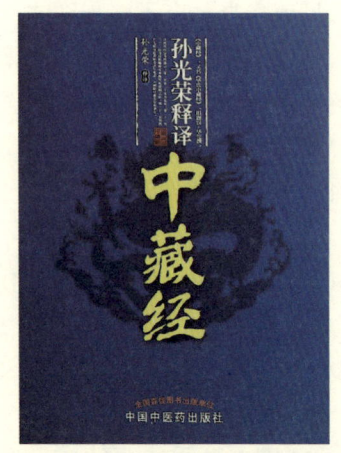

孙星衍点校版《华氏中藏经》

延寿酒

药物组成：黄精 120 克，天门冬 90 克，松叶 180 克，枸杞子 150 克，苍术 120 克，细曲 300 克，糯米 5 千克。

功效主治：补肝肾、益精血、健脾、祛风湿。适用于体倦乏力、食欲不振、头晕目眩、须发早白、肌肤干燥易痒等症。

配制工艺：

（1）将细曲加工成细粉末，将以上药物放置在砂锅中，加水煮汁 5 千克，待冷备用；

（2）将糯米淘干净，蒸煮后沥半干，倒入干净的坛子中待冷；

（3）将药和汁倒入坛中，加入细曲粉末，搅拌均匀，加盖密封，放置在保温处；

（4）经过 14 天后开封，压榨去渣后，分贮在干净的瓶子中。

服用方法：每日早晚各一次，每次空腹饮用 10—25 毫升。也可随量饮用。

应用阐微：此药酒配方是古人常用的一种延年益寿的药酒，中年早衰、白发和老年体质阴虚者可以常服，而无流弊。

方剂出处：明代《普济方》

4. 《中国药膳学》记载"疗百疾延寿酒"

《中国药膳学》是 2007 年中国科技文献出版社出版的药膳类科普丛书，本书记载中国历代药膳的由来和方剂，对《中藏经》中的"疗百疾延寿酒"给予高度评价。

延寿酒

【原料】黄精30克，天冬30克，松叶15克，枸杞20克，苍术12克，白酒1000克。

【来源】《中藏经》

【制作过程】将黄精、天冬、苍术切成小块，松叶切成碎末，同枸杞一起装入瓶中。再将白酒注入瓶内，摇匀，静置浸泡10－12天即可饮用。

【用法】早晚各服1次，每次10－15克。

从古今的记载来看，尽管华佗遗方的这款养生药酒的名字从"疗百疾延寿酒"到"黄精酒"，后来又回到"延寿酒"，甚至后人还称之为"滋阴养血酒"等。最终，华佗5味药材的养生酒组方没有变，只是剂量的大小有所变化，名字有所变化而已，华佗最终的组方思想还在，组方特点还在，组方的功效还在。

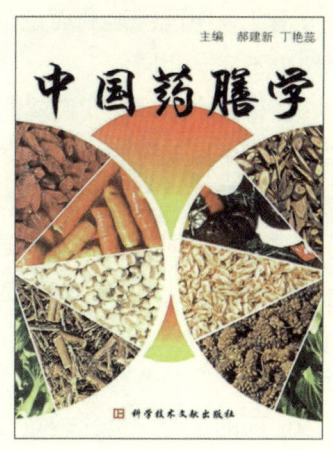

《中国药膳学》

二、从5味药材到6味药材的"华丽转身"

历史经历了两千年的辗转，物是人非，华佗神医已经作古，中国人的生存环境发生了变化，食物发生了变化，衣着服饰也发生了变化，甚至连草药也随着环境发生着变化，于是，华佗遗方的"疗百疾延寿酒"也就随着历史的车轮变成了"华佗古方药酒"，后世人终于给华佗的这款名垂青史的养生药酒正名了，华佗神医总该瞑目了。

下面是国家食品药品监督管理局审批确认的"华佗古方药酒"的现代组方：

华佗古方药酒

【成分】黄精（制），枸杞子，天冬，苍术（漂），松叶，狗脊。

【功能主治】益脾肺，养肝肾，强筋骨，补虚损。用于身体虚弱，筋骨不健，头昏目暗，腰膝酸软等症。

【用法用量】口服，每次20—50毫升，一日2—3次。

从这个最新的组方上，我们一眼就能看出，原来的5味药材，变成了今天6味药材，为什么要改变华佗原来的基于中医五行组成的方剂呢？加了一味"狗脊"呢？

有人说，中医是"情境医学"，也有人说中医是"自然医学"，其实，一句话概括，中医就是一门"动态医学"，一年分四时，中医辨四时而论治，天地分南北，中医辨地利而论治，古今人体质不同，环境更不同，所以论治的思路也不完全相同。

懂得这个原理，我们就能理解为什么华佗遗方的"疗百疾延寿酒"，从最初的基于中医五行的5味药材组方变成了6味药材。

一味"狗脊"，到底解决了什么问题，为什么要加这味药？这里有一个故事，进入新中国之后，由于国家政策的重视，中医药的发展慢慢地开始回暖，于是，一些中药成方，尤其是古籍里的成方逐渐被注册成了中成药。

20世纪八九十年代，基于《中藏经》的"疗百疾延寿酒"被当时湖南省衡阳市的一家国营药厂首先发现和提出申请，注册成中成药，可是我们国家对中成药的注册一贯比较重视，来自全国的著名中医药评审专家认为：华佗遗方的"疗百疾延寿酒"是华佗一生行医精髓的高度总结和概括，是千古一方，仅仅用了5味平和的药物就能达到安抚五脏，先天后天同补，延年益寿的功能，是个不针对百病而能祛除百病的"平素奇方"。

但是，评审专家不片面、不主观地信奉古方，而是根据中医一贯的动态思维，提出了华佗遗方的不足。

华佗在世时的自然环境好、无污染，没有现代工业的影子，人们日出而作，日落而息，喝的是天然地下水，吃的是没有化肥的天然食物。五脏六腑接受的毒害也没有那么大，所以，原五味方在当时是"第一延年益寿方"不为过，可是放在现今世界，就有无法穿透鲁地缟素的嫌疑了。

因为，进入现代化的中国，工业的快速发展，世界格局的变化，人们生存环境发生了巨大的变化，吃的食品、喝的水源、用的衣物、睡的屋子、用的器物，多数与化学合成和高污染有着无法割舍的联系，而这个生存环境的变化对身体最大的挑战有直接和间接两个方面：

直接方面是损伤人的筋骨，加速了脏腑的负担和虚损，筋骨损伤其实就是阻碍了人体成骨细胞的合成，让人体出现骨质疏松、骨质增生等筋骨不健的问题，走路不灵活，手脚不轻便，最终行动受限制，变成了人未老而腿脚先衰。

间接方面是脏腑虚损，人体唯一能称得上虚损的就是脏腑，只有脏腑有虚弱和功能损伤之说，也只有中医的脏腑理论才有虚损的理论基础。

肝、心、脾、肺、肾这五脏出现了功能虚弱和亏损，那么，吃、喝、拉、撒、睡等生活细节就会受到重要影响，如果不重视就会养虎为患，最终变成病去如抽丝的疑难病和慢性病，久治不愈，花钱多，效果慢，甚至是反复不愈，迁延日久。

第四篇 华佗古方寿酒

为什么中医专家会选择"狗脊"加在华佗"疗百疾延寿酒"的方子里，而不是其它的药物呢？

答案很简单，因为华佗原始的 5 味药物组方选用的都是平中见奇的温平药物，如果加入了大热大寒的药物，就打破了原始组方的境界和用意，不仅是不尊重华佗，更是对华佗留下的中医遗产的践踏和不敬，更显示出后世中医的无能和可笑。

而"狗脊"这味中药材，也是温而求平，像一个人一样，模样不出众，但是内里有真功，是一味难得的中药君子，是一味补虚而不伤身的好中药。

华佗"疗百疾延寿酒"的原方对现代人的先天精血的损伤估计不足，无法更完美地解决现代人生活不规律，饮食不节制，食物偏嗜严重等问题，其实这就是对先天之精血的最大伤害，而伤及先天，就是伤及肝肾，肝主血，肾主精，肾还是骨之根本。于是，要想弥补日常生活中行为对先天精血的损耗，就必须加重对肝肾的补益，千药之中，就选择了"狗脊"，"狗脊"是强筋骨和补五脏虚损的能手，而且补益之中，不见痕迹，是谦谦君子，是百世难见的好药材。

于是，在 20 世纪 80 年代，第一次将华佗"疗百疾延寿酒"审批为"华佗古方药酒"的时候，湖南省中医研究专家们，就在原来的 5 味组方之上，加入了"狗脊"，看着是毫无惊奇之笔，其实是对现代人身体健康危机的最大诠释，是对华佗原始组方的完美补充和延续。

细心的人不难发现两个问题：

第一，现代人患有骨质疏松和骨质增生的特别多，西医告诉你，前者是缺钙了，后者是缺氨糖了。其实这只是表象，根本原因是年龄逐渐增大精血不足了，肝肾功能亏虚了，筋骨缺乏基础的保养了，骨关节发生了退行性病变，骨头能不虚吗？软骨能不缺氨糖吗？我们不能一叶障目不见泰山，要有根本性思维，信任我们的老祖宗，才能有真正康复的希望。

第二，从"疗百疾延寿酒"的 5 味中药升级为 6 味中药，功能不仅没有减弱，反而是增强了，增强在哪里呢？就是增强在肝肾同补上，过去滋补肝肾只有枸杞子一味药物，现在是有了两味药物，也只有肝肾有两味药物补益，其他脏器都是一味药物补益，这就是问题的核心所在，针对的就是现代人身体的肝肾虚损上。于是，"疗百疾延寿酒"的功能主治，才能增加上了 6 个字"强筋骨，补虚损"！这都是增加一味"狗脊"的功劳。

遗憾的是，这个故事年代久远，没有人记得是哪几位中医专家的神来之笔，只能从健在的老人口中，抓住一些片段，让我们近乎能明白，这个从 5

— 77 —

到 6 的升级的初始原因,而无法完全复原当时的据理力争的激烈场面,多少有些遗憾。

三、6 味仙草喝出天下老寿星

崭新的"疗百疾延寿酒",完成了从 5 味传统仙草到 6 味现代药材的升级,不仅药效增强了,延年益寿的效果更确切了,6 味药材,就是 6 部延年益寿的传奇故事。

1. 制黄精

黄精,味甘,性平,归肺、脾、肾经。自古以来人们就把黄精视为滋补强壮、延年益寿之良药,并有仙人余粮、仙人饭、黄芝、戊己芝、太阳之草等美名。

目前临床上主要是将其作为补中益气、添精生津、强壮筋骨、滋肾润肺、健脾益肾、补气养阴药使用。对于糖尿病很有疗效。可以用于精血不足、肾虚头晕、腰膝酸软、须发早白及消渴等,以及阴虚肺燥、干咳少痰、肺肾阴虚的劳嗽久咳等。对于脾胃虚弱者,既补脾阴,又益脾气。一般用作补中益气、安五脏、益脾胃、润心肺、强筋骨的滋补药,并有久服轻身、延年益寿之功效。

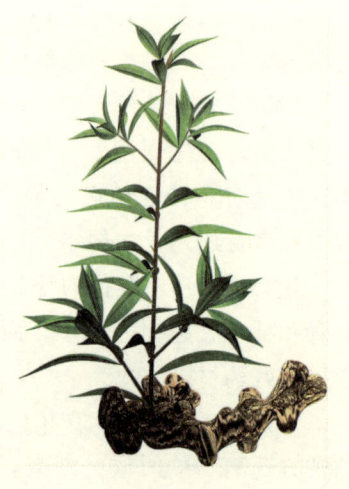

黄精

相传晋代邯郸人"王烈常"服食黄精而老有壮容,后入太行山,据说活了三百多岁。如果说古人的记载和传说不足为凭,那么,当今的百岁老人总是可信的。

四川平昌县元山乡平网村的"袁开兴"老人,1982 年全国第三次人口普查时已 108 岁,耳不聋,眼不花,还能挑五十来斤水走五六十里山路,城里的小伙子也不敢同他较量。

他 24 岁就离乡背井,上陕西太白山终年以"黄精"等草药为食达 40 余载,65 岁回到家乡仍坚持服食不断。

现代实验证明,黄精具有降血脂、提高人体免疫功能的作用,所以常吃"黄精"延年益寿是有科学依据的。

九华山、普陀山、五台山、峨眉山为"中国四大佛山",然而九华山香火更加鼎盛、名扬天下却是因这座名山"百岁宫"内保存着一代圣僧无瑕禅师的真身。

无瑕禅师,顺天府宛平(今北京)人,明正德年间24岁在五台山出家,法名海玉,两年后他游历天下名山大川,后在安徽青阳县九华山结庐隐居,刻苦修行。无瑕在九华山隐居100余年,126岁时圆寂。明天启二年,崇祯帝派重臣来九华山进香,遍查附近山洞,才发现坐化了多年的海玉,其肉身已干枯,身旁有血经81本和1卷身世自传。同年,崇祯派人送来御笔"应身菩萨"的匾额,赐金粉涂身。

后来发现,无瑕长期隐居,能长寿到126岁,与他常年以"黄精"为食物有极大关系。黄精是药食同源植物,古人说:口服三合,服之十年,乃得其益。无瑕常年吃生黄精,可连续10天不进食,且每20天放一次血,先后38年时间用血写成了81本《人方广佛华严经》。现陈列在九华山文物展览馆。

2. 苍术

苍术,味辛苦,性温,入脾、胃二经。

目前临床上主要作为健脾燥湿、解郁避秽药使用。但据多部古医籍记载。苍术也是著名的延年益寿药物。主要作用是祛除体内湿气,排除很多杂质,保持体内环境干净。

如《神农本草经》即称苍术"久服轻身延年不饥"。

《经验方》尚记载它能"乌髭发,驻颜色,壮筋骨,明耳目,除风气,润肌肤,久服令人轻捷"。

宋代医道高明的大医学家许叔微,相传其青年时代异常勤奋,每天攻读至深夜才上床入睡。许学士有一个睡前饮酒的习惯,大概是取民谚"睡前一口酒,能活九十九"以用酒养生

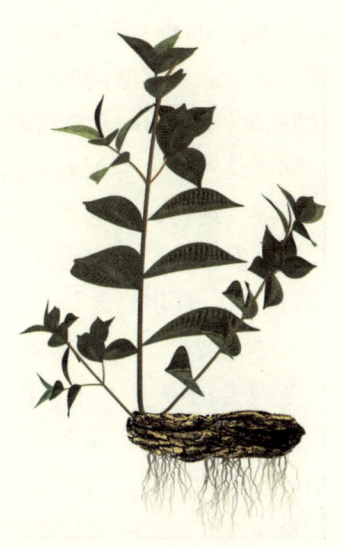

苍术

之意吧!几年后,他时时感到胃中漉漉作响,胁下疼痛,饮食减少,每过十天半月还会呕吐出一些又苦又酸的胃液来。每到夏天,他的左半身不会出汗,只有右半身出汗。这到底是种什么怪病?许叔微陷入深思并四处求治。谁知遍求名医却总不见效,他心中十分苦恼。于是,许学士摒弃了"医不自治"的信条,开始自己解救自己。他对自己的病情进行了认真地分析研究,认为自己的病主要是由"湿阻胃"引起的。于是,他按照自己"用药在精"的一贯学术思想,选用"苍术"为主药,用苍术粉1斤,大枣15枚,生麻油半两

调合制成小丸，坚持每天服用 50 粒。以后又逐渐增加剂量，每日服用 100－200 粒。服药数月后，他的怪病逐渐减轻，直至获得痊愈。

为什么一味苍术有如此效力，对于许叔微的怪病有这样奇特的治疗效果呢？原来，许叔微素嗜饮酒，伤及了脾胃，脾虚不运则水湿不化，脾与胃互为表里而致"湿阻胃"，从而出现了胃中漉漉有声和夏天左半边身躯无汗而右半边有汗及呕吐胃液等内湿症状。脾属土，土爱暖而喜芳香。苍术气味芳香，性辛、温而味苦，归脾胃二经。药证相合，气味相投。苍术为芳香之品，善能醒脾化湿，湿邪属阴之气，得温则化。许叔微辨证准确，选药精当，一味药而收神功。还要注意的是，许氏坚持长期用药，且不断加大用药剂量的方法也是有良苦用心的。他深知湿邪性粘腻而滞，不易速去。只有坚持长期服药并逐渐加大剂量，才能增加药力在体内的积蓄，最终攻克湿邪。

3. 天冬

天冬，也叫"天门冬"，味甘苦，性寒，归肺、肾经，功能滋阴润燥，清肺降火，也是古代服、食家常用的延年益寿药物。

如《枕中记》即记载天门冬"久服补中益气，治虚劳绝伤，年老衰损，偏枯不随，风湿不仁，冷痹恶疮，痈疽癞疾……轻身益气，令人不饥百日，还年耐老"。

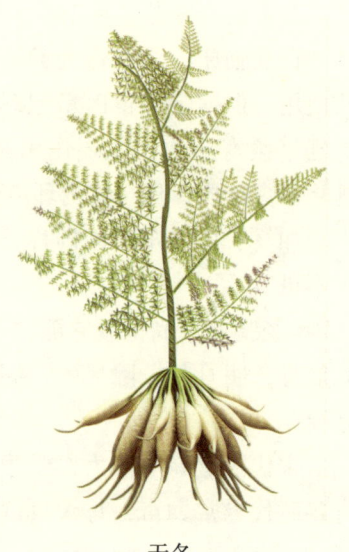

天冬

天冬向来有"养生贵族"之称，历朝都有以天冬做膏的专业人士，价值不菲，堪比金玉，那么天冬为什么那么珍贵呢？与历史上有名的"长寿绅"之间有什么样的历史典故呢？

早在战国秦汉时期即有关于服食天冬延年益寿的记载。及至明代，人们已经把天冬作为抗老延年的日常服食的仙草之一了。在《御制饮膳调养指南》中有记载：用天冬制"天门冬膏"，用来延年益寿，填精补髓，发白变黑，返老还童。到了清代，天冬已成为临床治疗疾病的常用药物。上至宫廷，下至民间官宦家境殷实人家，良方迭出，应用甚为广泛。

据记载，明代时江浙一带官吏士绅无不服食"天冬膏"，其中以南极遐龄老人所创天冬膏为佳。南极遐龄老人姓朱名权，又叫做涵虚子，为大明开国皇帝朱元璋第十七子，被封作宁献王，他是一名道教学者，修养极高，朱权多才多艺，自经子、九流、星历、医卜、黄老诸术皆具，明永乐年间，朱权献天冬膏给明成祖朱棣。皇帝服食后效果十分显著，于是给该方赐予了"益寿永贞"的美名。在平均年龄39岁的历代中国皇帝中，明成祖朱棣能享寿65载，仅次于其父太祖朱元璋70岁高龄。

到了清代，天冬已经成为流行于全国士绅阶层的养生佳品，成就了"长寿绅"之说。纪晓岚就为此药草做了一回活广告，"纪大烟袋"不仅嗜烟，而且嗜肉、好女色，日久神色渐衰。同期在朝做官的刘墉出于同僚之谊，给纪晓岚送去一剂天冬滋补方，专门针对纪晓岚体弱头晕、腰酸怕冷、阴虚耳鸣和肾亏等症状，纪晓岚按方熬膏服食，没想到身体自此一日壮过一日，直到八十高寿时还能好色不衰、酒肉照食，此方在纪晓岚《阅微草堂笔记》中有详细记载。

天冬膏方的主要功能一为祛疾，二为延寿。正如三朝御医、活了99岁的明代神医杨济时所说：天冬膏方"乃延寿之法，非续命之方。"

4. 松叶

松叶又名松毛、山松须、松针，为松科常绿乔木油松、马尾松、云南松等的树叶，味苦性温，入心、脾二经。

但古人认为它也有延年益寿作用，如《名医别录》即说它能"生毛发，安五脏，守中，不饥延年"。松叶也是古代服食家常用之品。

《圣惠方》即记载有"服食松叶"法，"松叶细切更研，每日食前以酒调下二钱，亦可煮汁作粥食，初服稍难，久服自便矣。令人不老，轻身益气，久服不已，绝谷不饥不渴"。

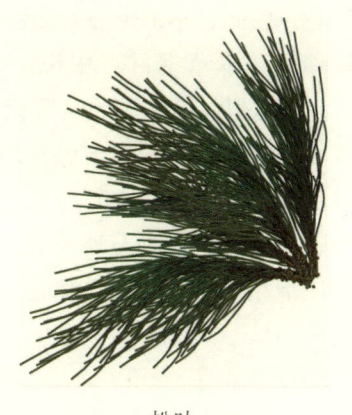

松叶

松树是地球上最长寿的常绿乔木树种，是"百树之长、自然之珍宝"。治病强身、延年益寿，涵盖了松树的药用价值。它冬不畏严寒，夏不怕酷暑，抗病毒、抗衰老，被誉为"生命的长青树"，其药用范围极其广泛，真可谓全身都是宝，有人将"松针"列入为中国古代"四大发明"之后的"第五大发明"。

松龄长久，经冬不凋，所以被视为仙物，用以祝寿比喻长生，如"寿比南山不老松"。这种象征意义为道家所接受，后成为道教长生不老的重要原型。在道教神话中，松往往是不死的象征，道士服食松叶、松根，以期能飞升成仙、长生不死。同时，松时常与鹤为伍。在古人心目中，鹤是出世之物，高洁清雅，有飘然仙气。而仙物自然长生不死，所以将两仙物合而为一，寓意高洁长寿，松鹤延年，也就顺理成章了。在传统绘画领域，"松鹤延年"是一个重要题材，其中清代僧人虚谷之作尤为著名。此画作于光绪十五年（1889年）。画面奇峭隽雅，生动冷逸，意境清筛萧森，情调新奇冷逸，画家以偏侧方折之笔写出松针与丹鹤，线条生动，笔断气连，极具形式之美，给人一种福寿康宁的愉悦感，体现小松鹤延年之高雅旨趣，散发着潇洒出尘的飘逸情怀，直到当今，"福如东海长流水，寿比南山不老松"仍是最为常见的贺寿佳联。

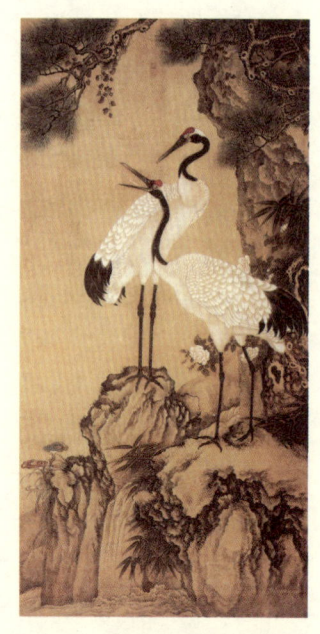

松鹤延年

我国古代就有吃松针、饮松针茶而治病、长寿的记载。根据考证，东汉末年的华佗神医是把松叶作为药物治病的第一人，也是服食松叶的倡导者，因此，华佗也被称为服食松针第一人。李时珍在《本草纲目》中说："松叶，性强温苦。无毒，入肝、肾、肺、脾等诸经，治各脏腑、肿毒、风寒湿症。""强五脏，延年益寿"。

随着现代医学研究的深入，人们发现了佛门最崇拜的长寿植物松叶、柏叶、银杏叶里有使人延缓衰老的物质生物黄酮，尤其是松树叶，它营养成分足以治疗现代人类为之谈虎色变的心脑血管疾病和人类的亚健康状况。在佛门医书里，使用松叶、柏叶、银杏叶都单独作为一种药物疗法而广为传播。

5. 枸杞子

枸杞子滋肾强精，益血明目，性平味甘，归肝、肾经。据研究，枸杞子除有降血脂的作用外，对由四氯化碳毒害致伤的小鼠还有抑制脂肪在肝细胞内沉积、促进肝细胞新生的作用，对神经系统也具有强壮作用。近来的研究还证实，枸杞子能延长家蚕的寿命。

晋代葛洪在《抱朴子·内篇》称"枸杞"为西王母杖、仙人杖。究其此说的来历，在近代人周瘦鹃的《拈花集》中找到了答案。

传说西王母是神仙中的天上仙人，那西王母杖一定是她老人家使用的一根仙人杖。谁知仙人杖却是山野中一种植物——枸杞茎。其花、叶、根、实都可作药，有益精补气、壮筋骨、轻身不老之功；其形因茎坚硬可作拄杖，又因其功效之多，所以雅号仙人杖。

所以葛洪在《朴子·内篇（卷十一）·仙药》内云："上药令人身安命

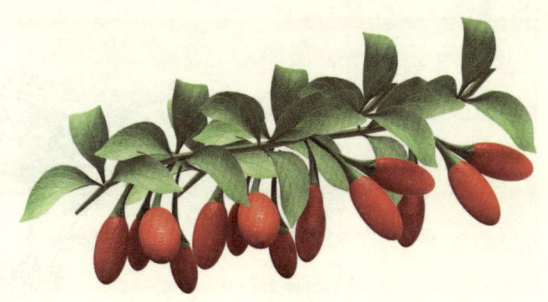

枸杞子

延，升为天神，遨游上下，使役万灵，体生羽毛，行厨立至……"，把枸杞列为仙药，久服轻身不老，成仙升天。

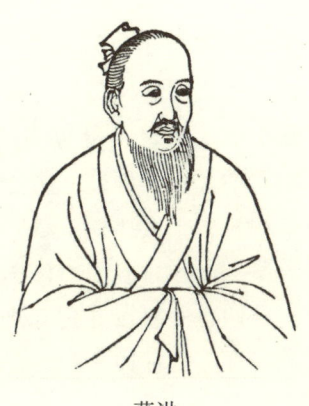

葛洪

宋徽宗时，顺州筑城，民工们在土中挖到枸杞的根，其外形如犬，立即献入宫中，这就是传说中的"千岁枸杞"。

唐代时期，润州开元寺旁有一口山泉，山泉的上游长有枸杞树，枝繁叶茂，果实鲜红，状似枣核，果粒成熟，便落入泉中，寺里僧人常年饮其泉水，个个红光满面，益寿延年。原来枸杞长期浸泡在水中，泉水汲取了枸杞的营养成分，僧人身体健康完全得益于此。

唐代时，人们春采枸杞叶（名天精草），夏采花（名长寿草），秋采子（名枸杞子），冬采根（名地骨皮），并阴干，用无灰酒浸一宿，晒露四十九昼夜，取日精月华之气，待干为末，炼蜜丸如弹子大，每早晚各服一丸，以隔夜百沸汤下。该枸杞药丸被称为"地仙丹"。

《保寿堂方》载地仙丹云："昔有异人赤脚张，传此方于猗氏县一老人，服之寿百余，行走如飞，发白反黑，齿落更生，阳事强健。此药性平，常服能除邪热，明目轻身。"

6. 狗脊

狗脊是一种草药，状如狗之脊骨，故名狗脊。性温，味苦、甘，归肝、肾经。《本草纲目》云："此药苗似贯众，根长多歧，状如狗之脊骨，而肉作青绿色，故以名之。"李时珍称颂狗脊具有"扶筋"的功能，其实就是对筋骨疾病，骨关节病有治疗效果。

狗脊野生于山谷沟旁或林下阴湿处。喜阴凉湿润的环境，忌烈日直射，光照过强，则植株生长缓慢，叶片变黄，逐渐枯萎。以酸性土壤种植为好。

狗脊具有补肝肾，除风湿，健腰脚，利关节的功效。有治腰背酸疼、膝痛脚弱、寒湿周痹、失溺、尿频、遗精、白带的作用。

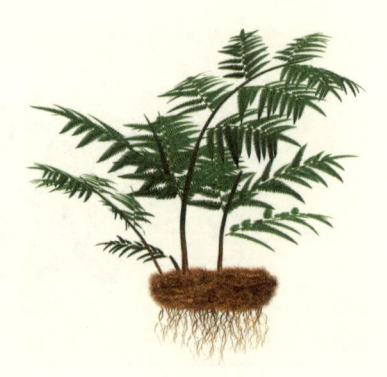

狗脊

传说很早以前，青城山下有个名叫张方的人，养了一只聪敏驯服的黄狗，名叫阿黄，每日进进出出都和主人在一起。一天，张方在外饮酒后，提灯笼回家，经过一片沼泽地时，竟醉倒在草丛里。灯笼里的烛火，燃着了身边的枯草，阿黄急得汪汪直叫，急忙跑向旁边的水坑，用爪子沾了水，洒在张方的脸上。张方惊醒过来，看到草丛中火仍在烧，便折下树枝，把火扑灭。然后感激地吻了一下阿黄的脸，带它回家。

又一次，张方因为夜里摸黑赶路，掉进一口很深的枯井里，阿黄又直急得汪汪叫，一直在井边守到天亮。当有个人经过这里时，阿黄便跑过去磕头求救。那人到井边一看，发现了井下的张方。张方说："请你把我救出来！我把衣袋里的十元钱给予您作酬劳。"那人说："您如果把黄狗给我，我就救您上来。"张方说："这狗是我的命根子，我不能送给您。钱如果不够，就给一二百元也可以。"那人说："不把狗送给我，你就别想出井。"

眼看要成了僵局，阿黄听了，走到井边，伸出头来，向张方摇了摇头。张方懂得阿黄的心思，就对那人说："好吧，我把阿黄送给您，快救我上来！"那人才把张方救了上来，并用绳子系了阿黄，把阿黄带走了。过了三天，阿黄在夜里悄悄跑了回来。张方亲吻着阿黄，高兴极了！

一天夜里，家里进了贼，阿黄猛地跃起，咬住贼的手，贼力气大，竟用匕首刺穿了阿黄的喉头，鲜血顿时涌了出来。张方醒后高喊抓贼，邻居们闻声赶来，把贼捉住送到官府治罪。他们走后，张方挣扎着爬起来，一眼看到阿黄死在血泊里，心疼得放声大哭。

张方含泪埋藏了阿黄。每隔几天，他就去坟地看看。一个月后，见阿黄的坟头上长出了一株草，草叶上有密密麻麻的黄毛，很像阿黄。张方便拔起这草，放在鼻边闻着，一阵异香，浑身舒畅，他腰部的伤痛仿佛好了不少。他想：一定是阿黄送这药来给我治腰伤了。于是，就将这草连根拿回家去煎了吃。第二天，腰伤果然痊愈了。因为这草像死去的阿黄，所以便取名为

第四篇 华佗古方寿酒

"金毛狗脊草",也就是现代称谓的"狗脊"了。

有人会说,你上面讲的六味中药不是挺常见吗?还天花乱坠的说一大堆,把普通的中草药都说成长寿仙草了,还拿华佗的名字来包装,这不是骗人吗?

我们认为:有这种想法的古代人不会多,那是因为大家见的不多,毕竟现代信息发达,大家知道的也多。只有现代人知道的信息多,才会有这种质疑。

但是,大家还不是学医学的,不是完全懂得药材的。最简单的问大家,到底什么草药才是最好的。

有人说,当然是人参、冬虫夏草、灵芝、铁皮石斛等这些卖得最贵,最难买到的中药了。

如果你去问一个真正的中医大家,他会告诉你几点:

第一,药材只有偏性大小,没有贵贱之分。

大家都知道,西药有毒性之说,但是真正懂中药的人,不说毒性,而说偏性,也就是寒、热、温、凉、平。前两者偏性大,身体反应也大,比如附子,味大热,不能乱使用,普通说有毒性,其实就是大热的偏性。比如辣椒,性热,给本来就体内火大的人服用,就会造成西医说的"中毒现象",实际上是药物偏性太大造成的。再比如,人参是救命药,濒临垂危的人服用,就会大补元气拯危救脱使阳气回归,人能活过来,但是高血压及哮喘和肾脏疾病患者服用,轻的口鼻出血,严重的会出现血压升高、心悸、浮肿等症状,危及生命,这也是中毒现象。

华佗一生行医用药,从不使用偏性差别非常大的药物,因为那些偏性大的药叫做"虎狼之药",使用不好是要命的,而是使用药物偏性不大的平性中药,帮助大家调理身体,祛除疾病。

如果您愿意,可以阅读一些中医大家留下的著作,多数权威书籍都会说这个司空见惯的道理,中药材不分贵贱,只有偏性大小之分。

第二,出现率越高,越是好药。

中国目前常用的中草药不过1500种,其中最常用的,见方率最高的就一二百种,为什么差距这么大,因为很多中药不常用的原因就是偏性太大,真正南北东西的人都能安全服用的中药就那么一两百种。

也就是说,中医常用的药物是最安全的,也是经过千古验证的好药材,因为现代中医开出的药方多数是过去朝代著名中医常用成方的加减,用的药材也是经过著名中医验证过的安全、疗效好的药材。

一句话,药材见方率越高,越是好药,就像一个人一样,一个人说他好不一定好，大家都说他好才是真的好。

第三，什么人爱吃什么饭，什么医生擅用什么药。

有的人爱吃肉，他就是说肉比素菜好；有的人爱吃素，他就会告诉你素菜比肉好；个人喜好不同，在他眼里的好东西的标准也就不同。

医学也是如此，西医治病有的喜欢使用青霉素，有的喜欢用先锋，这两种药物抗菌谱大体相同，但先锋用药安全，毒性反应相对要小，所以也是因人而异。

华佗的学识源于黄老学说，所以他在医学理论和药材使用上，道家的养生思想就极其明显。南宋的朱丹溪是补阴学派的创始人，他喜欢使用的药材都是滋补的药材，偏阴性的。四川火神派擅长补阳治病，所以使用的药材都是阳气十足的。

也就是说，在不同的人的思想里好药材的标准也就不同，别人眼里的好药材，在他的眼里就是垃圾一堆；别人眼里的普通药材，在某个人的眼里可能就是名贵药材。

第三章 疗百疾延寿酒如何
祛百病　延年益寿

传世的"疗百疾延寿酒"虽然只有六味药材，但是益脾肺、养肝肾、强筋骨、补虚损，对各种慢性病有极其确切的治疗作用和强身固本的养生功能。

中国有句古话：兵不在多，而在于精。医生用药给病人治病，其实就是在用兵，药柜里的药材就是医生的兵，会用兵的医生，一味药材就能治大病，不会用兵的医生，万种药材也治不好一个小感冒。

自古学习中医的人，多数是文化人从政无门才转而学医的，酸文人的最大特点就是互相攀比，谁治病用的药少，谁就是能者，谁治病用的药精，谁就是神医。华佗也不例外，自然也逃脱不了精益求精的互相攀比。

再者，华佗一生是民间的草根医生，条件所致，如何用最少的药，用最恰当的药，花最少的钱给病人治病，是华佗一生追求的至高境界。

正是因为上面两个主客观原因，让华佗对于草药的认识和使用高于旁人，他选用的草药都能够以一当十，以一当百，在别人眼里看来极为普通的药材，在华佗手里就变成了治病救人，延年益寿的法宝。

"疗百疾延寿酒"传承华佗医术精髓，精选六大传世长寿仙草，祛除慢性病形成的根源——五脏不调，从安五脏开始，首度使用"四对母子脏腑同调法"，让身体逐渐恢复元气，进而达到延年益寿的最终效果。

第一对母子：松叶——心脾同治

中医五行认为，心属火，脾属土，火生土，也就是说，火是土的母亲，即心是脾的母亲，脾是心的儿子，脾胃生病，可以治疗其母，也就是心脏，心脏生病也可以通过调理其儿子脾胃达到治疗作用，母子关系密切，治疗上自然一体用药。

松叶，归心、脾二经，也就是说，松叶进入人体被吸收后，主要作用于心脏和脾胃两个部分，对心脏和脾胃两个系统出现的疾病都有直接的治疗作用，这也是为什么古人服食松叶能够延年益寿的原因，心脏和脾胃疾病被治好，心脾功能如常，人就会吃喝好，睡得香，排得畅，自然疾病全无，可见，松叶能够延年益寿的根本作用是养护后天之本。

第二对母子：黄精——脾肺同养

脾属土，肺属金，土生金，也就是说，土是金的母亲，即脾是肺的母亲，肺是脾的儿子，肺部不适，可以通过调养脾胃来治疗，同样脾肺不好，与肺部可能有直接的关系，这是中医辨证的基础。中医一直有治疗肺部不适，从脾胃入药的先例，治疗效果非常确切。

黄精被称为太阳之草，而这个太阳之草的根本作用就是在脾肺调养上，黄精也被称为仙人余粮，就是说，是仙人每天吃的粮食，可见，黄精的作用根本在脾胃上，自然也就是母子同养了。黄精能够延年益寿的根本就是对脾肺的调养，脾胃是后天之本，脾好肺也好，益脾胃是黄精的根本作用，后天之本牢固，自然百病全无，延年益寿，这才是黄精被古人称为太阳之草的内在原因。

第三对母子：黄精、天冬——肺肾同安

肺属金，肾属水，金生水，也就是说，金是水的母亲，即肺是肾的母亲，肾是肺的儿子，肾虚可以通过调养肺部来通调水道，达到治疗的效果，而肺部的不适，也可以通过调养肾脏来达到治疗目的。

黄精不仅能调理脾肺，更能调理肺肾，是唯一两对母子同养的不二中药，是华佗一生离不开的好中药，更是后代人用来延年益寿的共同选择。而天冬的作用就是归肺肾二经，调养肺肾是天冬的拿手好戏。

有了黄精和天冬，肺肾母子就一直处于被调养的环境中，肺部主气，通调水道，肾主水液，人体内主管水利系统的两个脏腑没有任何疾病，我们身体的水液利用和水液代谢就不会出问题，也就是循环系统不会出问题，身体自然健康。这其实是黄精、天冬两味中药先天之本和后天之本同时调养的结果。

第四对母子：枸杞、狗脊——肝肾同调

肾属水，肝属木，水生木，也就是说，水是木的母亲，即肾是肝的母亲，肝是肾的儿子。肝有不适，肝郁上火，可以通过调养肾脏来灭火，疏肝理气。而肾不舒服，也可以通过调养肝脏来达到康复。

而且，肝藏血，肾藏精，精血是人体的先天之本，是我们身体素质的标志，也就是先天之本，所以，肝肾同调历来是中医界的不二健康法则，而恰恰从汉代开始，才确立了肝肾同调的医学理论基础。

"疗百疾延寿酒"选用了枸杞子和狗脊进行双重肝肾同调，就是要大力度的调养身体的根本，改变身体素质，大幅度地提升正气，先天之本牢固了，身体就不会轻易出现疾病，后天之本也就更容易调养，这就是中医治未病的

机理。

同时，现在加入狗脊与枸杞相配伍，就是针对现代人腰膝酸软、筋骨不健等疾病多发的应对良策，并且对于风湿和骨关节疾病的治疗也有着直接的作用和效果。

从上面的"四对母子脏腑调养法"我们可以轻易地看出，华佗在使用5味中药时的基本思想是两对母子调养先天之本，两对母子调养后天之本，先天和后天两个根本都处于被调养之中，人体自然时刻正气充足，不会生急病，更不会得慢性病。

"益脾肺"是调养后天之本，是黄精、松叶的主要功能。

"养肝肾"是调养先天之本，是枸杞、狗脊的主要功能。

"天冬"调养肺肾，作为连接先天和后天的双重调养中药，先天和后天之本同时调养，是起到连接脏腑的功能，又能起到调和其它药材作用的功能。

不知道大家是否注意到，一直有一味中药没有被提到，那就是"苍术"，"苍术"游离在四对母子脏腑调养之外，起到了另外一个非常重要的养脾肺和除湿气的关键作用。

"苍术"是一味绝对忠心的中药，只钟情于脾胃，"苍术"在"疗百疾延寿酒"的6味方子中的第一作用是除湿气，第二作用是养脾胃。

中国人历来说"华佗"是神医，是德行大医，就表现在这里，"疗百疾延寿酒"的其它5味中药，采取的四对母子调理脏腑，通过以酒导药的形式，加速了药效，更提高了延年益寿的效果，这是经典的滋补养生方剂，是南派药酒的经典之作。

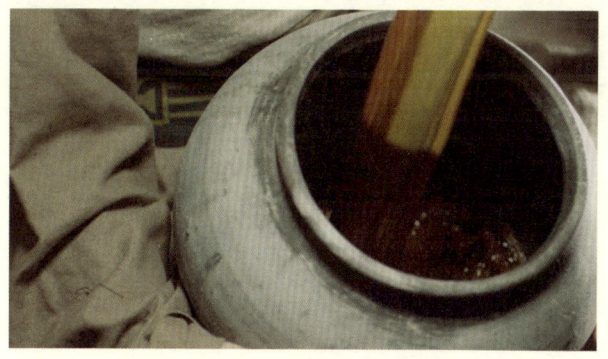

古法炮制的"疗百疾延寿酒"

华佗自然知道自己这个组方的确切和经典之处，但是华佗没有被胜利冲昏头脑，因为，华佗知道，凡是滋补的方子，都会有一个普遍的副作用，那就是积蓄在脾胃里的湿气排不出去，被滋养的身体就会因为湿气太多而发生"痰证"，一旦发生"痰证"，过去的滋补就会一笔勾销，还会加重病情。

所以，华佗用了一味"苍术"，就解决了这个问题。"苍术"在脾胃湿气不多的情况下是调养脾胃的，如果脾胃湿气过多，就会首先祛除脾胃里的湿气，让身体不会因为湿气浑浊而发生"痰证"。其实，"苍术"调养脾胃的主要作用就是保护脾胃的正气充足，湿气多，正气就少，苍术就会先除湿气，湿气不多，苍术就会调养脾胃功能，完完全全是一种自动的调节，非常奇妙！

凡是喝药酒的人，多少都会有湿气在脾胃中存留，华佗注意到了这一点，所以，使用"苍术"的最大作用就是祛除长期喝"疗百疾延寿酒"的脾胃湿气，让身体一直保持正气充足，不会产生副作用。这恰恰是后代人赞颂神医华佗的又一个根本原因。

第四章　固二本　除五证　温脏腑
　　　　祛慢病　防衰老　延寿命

在中西医并行的今天，很多人认识中医是用西医的眼光，难免有些偏颇，比如说"六味地黄丸"，就是在张仲景的"八味地黄丸"的基础上，由北宋名医钱仲阳发展改进而来，成为千古名方，造福后人。很多人认为此药就是补肾阴的，片面地给名医组方下了定论，把一个千古名方定了性，规定了它的治疗范畴，而实际上，"六味地黄丸"能防治的病症超过40多种，这又该如何解释呢？

这种现象用西医的理论肯定是解释不了的，可是用中医的理论却大通特通，因为中医自古讲究的是"辨证论治"，"证"就是"证候"，比如说，中医常见的"证候"包括：风证、寒证、湿证、暑证、燥证、热证、虚证、瘀证、痰证等等。

不知道大家是否注意到：

张仲景是东汉末年名医，著作是《伤寒杂病论》，基本理论是"六经辨证"，名方是"八味地黄丸"。

而同样是东汉末年的神医华佗，著作是《中藏经》，基本理论是"八纲辨证"，名方是"疗百疾延寿酒"。

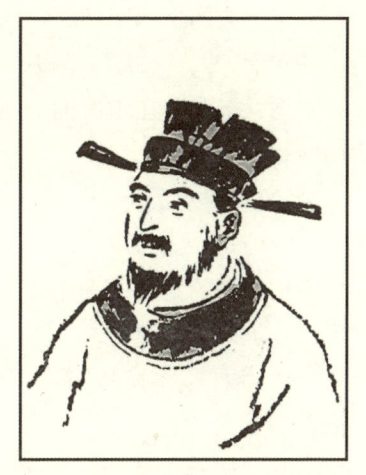

北宋名医钱仲阳画像

一个八味地黄丸，八味草药，滋阴补肾，一个华佗古方药酒，六味草药，滋阴温五脏。这或许是历史的偶然，也或许是历史的必然。因此，有人称"疗百疾延寿酒"是药酒中的"八味地黄丸"。

要想真正认识、理解、读懂"华佗古方"，就要从熟读《中藏经》开始，可是对于现代人来讲，哪怕是有古文基础的老年人，也不愿意费那个脑筋。不过，没关系，如果您熟读了前文的篇章，您对"疗百疾延寿酒"一定有了基本的了解，其实，只需要明白十八个字——固二本，除五证；温脏腑，祛慢病；防衰老，延寿命，就一目了然了。那么，我们该如何理解这十八个字呢？

华佗古方寿酒功能之一：固二本，除五证

肾是先天之本，脾是后天之本，这是成熟的中医理论，出自于《黄帝内经》。其实，这只是"小二本"，真正的人体"二本"是：先天之本——肝肾，因为肝肾同源；后天之本——脾肺，因为脾肺同根，也就是"大二本"。

"小二本"针对的是两个脏器，"大二本"说的是两个系统。一个是线，一个是面。非常好理解。

中医有五行，肺属金，脾属土，土生金，脾是肺的母亲，也就是二者是不可分离的整体。所以中医认为，脾肺是通调人体水道的两个脏器。既然不可分离，脾肺同为人体后天之本，不为过，而是根。

肝属木，肾属水，水生木，肾是肝的母亲，二者也不可分离，而在功能上，肝主血，肾主精，精血是人体生存的先天之本，来自母体，所以中医的一句约定俗成的术语叫做肝肾同源，说明二者功能密不可分。

一句话，"大二本"是根本，"小二本"是一种更简单的说法，二者并无太大差别，毕竟都在中医的五行理论之中。只是"大二本"更好理解，更有适用性和操作性。

"疗百疾延寿酒"，传到今天，医学家们的审定只有六个字：益脾肺，养肝肾。脾肺是人体的后天之本，肝肾是人体的先天之本。

华佗选用的六味中药个个都是养护肝肾、脾肺的上品中药，每味中药至少可以养护两个脏腑。

黄精为君药：脾肺同养，肝肾同调。针对人体先天、后天根本，同时施治。

松叶、枸杞为臣药：心脾双调，养护后天之本，肝肾同治，润养先天之根。

天冬、狗脊为佐药：天冬调肺肾，狗脊养肝肾，促进脏腑协调，提升脏腑功能。

苍术为使药：引药下行，除湿化弊，养护脾胃，祛除药酒湿热之气，增强药效，兴利除弊。

白酒为百药之使，协调全方，增加药效。

对症喝寿酒，寿命自然长。每天三口，百病不在，延年益寿。

失眠、便秘、便溏、脾虚、胃寒、慢性肠胃炎、肾虚骨痛、更年期综合症、内分泌失调、免疫力低下、术后体虚、老年体弱、中年早衰、肢冷盗汗、牙齿松动、脱发白发、头昏目暗等慢性病症都可以通过每天服用"疗百疾延寿酒"而得到缓解和治愈。

历代名医在行医实践中总结出了各种中医证候，任何一种病因都可以形成一种证候，辨清证候，才能准确施药，这是中医的根本，所谓的望、闻、问、切四大诊法，都是为"辨证"准备的。

华佗古方的"疗百疾延寿酒"主要针对的五大证候：湿证、寒证、燥证、虚证和损证。下面就一一为您总结浓缩如下：

1. 湿证

湿为阴邪，具有阻遏气机，损伤阳气，黏滞缠绵，重浊趋下等致病特点。

起病较缓而缠绵，以困重、酸楚、痞闷、腻浊等为证候特点。如关节酸、麻、胀、痛、肿、增生、变形等；严重者走路歪歪斜斜，生活不能自理。

湿气不除，关节增生，湿气进入身体，遇到脾肺两虚就会停滞在身体里，一旦肝肾不足，就会走串关节，形成风湿骨痛。痛只是表症，严重时肿胀、增生、变形，这时仅仅祛风除湿已无法解决问题，必须脾肺同调，肝肾同养，才有康复的希望。

除湿证，喝"疗百疾延寿酒"，《中藏经》原方，一千八百年的除湿药酒。神医大方，上品草药，白酒为引，药借酒力，酒助药性，发挥强筋骨，补虚损的功效，畅通经络，打通脏腑，排除湿气，消除关节肿胀、增生，缓解变形，湿气不再来，关节不疼了，颈肩腰腿灵活了。对证治脏腑，对湿喝药酒。脏腑湿证，颈肩腰腿关节痛，按疗程服用，关节少犯病。

2. 寒证

寒是冬季的主气，故寒病多见于冬天，但其他季节亦可见。如常见的脾胃虚寒证，包括食欲减退、腹胀、胃痛而喜温喜按、四肢不温、大便稀溏，或四肢浮肿、畏寒喜暖、小便清长或不利、妇女白带清稀而多等。其病因是因饮食失调、过食生冷、劳倦过度、或久病或忧思伤脾等所致，多因脾气虚发展而来。

着点凉，这胃里就像藏了无数把小刀，针扎、拧紧似的疼，那滋味，实在难受！

脾胃虚寒引起的腹泻，中医称"脾胃寒凉证"。是脾肺失养，水液停滞引起的寒气上升，治疗不及时很有可能引发肠胃深层炎症。治疗脾胃虚寒，必须滋养脾肺，提升脾肺功能，脾胃虚寒自然消减。

寒凉证，喝"疗百疾延寿酒"，《中藏经》原方，1800年前的治寒凉药酒。神医大方，上品草药，白酒为引，药借酒力，酒助药性，首要功能就是益脾肺，提高脾肺运化水液的能力，把脾胃积存的寒气排除体外，温调、温养、温治脾肺，让寒气不再，脾胃虚寒自然好。不争气的肚子，总算消停了，不怕凉了。吃饭不难受，饭后不腹痛，幸福晚年回来了。

对症治脾胃，对寒喝药酒，脾肺失养，喝华佗"疗百疾延寿酒"。

3. 燥证

燥证是感受燥邪或机体津液亏损所表现的证候，是秋天的主气，故燥病多见于秋天。北方多见这种病症，表现为体表肌肤和体内脏腑缺乏津液，干枯不润的症状，如口鼻干燥、皮肤干燥皲裂、便秘等。燥易伤肺，肺为娇脏，外合皮毛，外感燥邪，最易伤肺，而致干咳少痰、口鼻干燥。燥邪所致的燥证常分内燥和外燥两类。

作为内燥的主要病症之一，便秘是最让中老年人难受和迁延难愈的。便不出，肚子胀。便的少，肠胃痛。

便秘是"燥证"，脏腑失调引起的肠道干燥。湿证难治，燥证也难治。脏腑失调引发脾肺双虚，是中老年人的多发病。如老年人便秘多为脾肺双虚引起水液失调，肠道缺乏润滑所致。治便秘，要抓本。

治燥证，喝"疗百疾延寿酒"。养护好后天之本——脾肺，水分充足，肠道润滑不干燥，便秘自然会好。

4. 虚证

虚证，指人体正气不足，脏腑功能衰退所表现出来的证候，与实证相对而言。如面色不华、精神疲惫、气短音低、自汗盗汗、头晕眼花、心悸失眠、饮食减少、舌质淡胖或瘦瘪、脉虚细无力等。

虚的含义非常丰富，涉及到人体各个方面。气血津液都会在疾病的某个阶段出现亏虚不足的状况。如失眠，就是阴虚火旺的实际表现之一。常言说：一夜睡不着，啥都做不好；一周睡不着，简直要垮掉；常年睡不着，百病都来找。

中医认为：失眠是肝肾两虚，精血不足导致的阴虚证。阴虚生内火，身体里有火在燃烧，自然晚上睡不着，晚上没有休息好，白天就会头晕目暗，没精神。

阴虚火旺，喝"疗百疾延寿酒"。强效滋补肝肾，滋阴补血，针对顽固性失眠，固先天之本，养肝肾之精，调脏腑，促睡眠，远离身体虚弱、头昏目暗。

对证治失眠，对虚喝药酒。肝肾两虚，按疗程服用，肝肾少犯虚证。

5. 虚损证

虚损证是由虚证的发展而来，简称"损证"。是人体脏器功能的减退，五脏虚损就是五脏功能的全面减退。主要表现为：体虚力弱，精血亏损，食欲不振，心悸不宁，倦怠，健忘等。浅显的理解就是脏腑虚损，是慢性病发展的中后期。比如常见的更年期综合症，是女性常见的病症，就是虚损重症。

更年期常见症状：心跳、盗汗、脾气大、失眠、乏力、眼发花、色斑、肥胖、便秘、头晕目暗、腰膝酸软、虚弱气喘等。更年期是女人衰老的开始，是脏腑严重虚损所致，养护不当，晚年会落一身病。

中医认为：更年期综合症是脾肺不健、肝肾不足引起，只有调理脏腑，才能事半功倍。针对更年期综合症，养脏腑，补虚损，表里同治。更年期综合症减轻了，女人健康了，全家也就安宁了。对证治脏腑，对损喝药酒。脏腑虚损，喝华佗"古方延寿酒"。

华佗古方寿酒功能之二：温脏腑，祛慢病

脏腑虚损是百病之源，《中藏经》的着眼点就在脏腑，脏腑是致病之源，也是治病之源，一个字的差异，道出了华佗治病的神奇和疗效。五脏的虚损就是五脏功能的减退，各个脏器功能减退的表现是不同的，应注意区分。

当然，脏腑不可能是逐个虚弱，而是一个或者几个脏腑同时虚弱，因此，中医上又有脾肺双虚、肝肾两虚等名词，无外乎上面一个或者几个虚证合在一起，引发的一系列病症。

华佗古方寿酒，以酒为长，以酒导药，以酒助药，整体发挥温调、温治、温养的功能，步步为营，祛除脏腑虚损引起的各种病症，进而治愈脏腑虚损引起的各种证候和疾病。

温调——脏腑虚弱

脏腑虚弱，就是脏腑之间不能协调一致地发挥功能，导致脏腑功能减弱，进而引起身体一些阴虚或者阳虚病症。

"疗百疾延寿酒"，针对脏腑虚弱，发挥六味草药的针对性归经作用，分别从不同的经络或者渠道去调理五脏六腑功能，让五脏六腑得到营养，比如松叶归心、肝经，黄精归脾、肺、肾三经，天冬归肺、肾二经，枸杞、狗脊归肝、肾二经等等，这就是调理脏腑功能的最佳办法，是中医温调脏腑的最佳手段。

温治——脏腑急症

脏腑急症，就是五脏六腑可能突发的一些急性病症，如腹泻、失眠、便

五脏辨证及对应疾病

脏腑名称	辨证细分	对应疾病	
		中医病症	西医病名
心	心阴虚	健忘、失眠、多梦、胸痛、胸闷、心悸、五心烦热、咽干舌燥、低热盗汗、舌红少津、脉细数等	癫症、百合病、心脏病心律失常、心肌炎、神经官能症、甲状腺机能亢进、功能性低热等
心	心阳虚	胸闷胸痛,心悸冷汗,恶寒肢冷	心律失常、冠心病、充血性心力衰竭、休克等疾病
肝	肝阴虚	头晕耳鸣,两目干涩,视力减退,面部烘热或颧红,口燥咽干,五心烦热,潮热盗汗,或胁肋隐隐灼痛,或手足蠕动等	原发性高血压、脑动脉硬化、慢性肾炎、甲状腺功能亢进、神经衰弱等疾病
肝	肝阳虚	腹胀、腹痛、腰痛、男性疝气、女性小腹痛、四肢蜷缩疼痛、失眠多梦、咽干咽痛等症状	神经官能症、女性内分泌失调,男性性功能下降
脾	脾阴虚	不思饮食,食入不化,胃中嘈杂不适,隐痛,或干呕呃逆,口干咽燥,心烦消瘦,大便干结。舌质红少津,苔黄或无苔,脉细数	慢性胃炎、胃神经官能症、习惯性便秘。
脾	脾阳虚	脾胃虚寒、泄泻、痢疾、胃脘痛、腹痛、水肿等	胃及十二指肠溃疡、急慢性胃肠炎、胃下垂、慢性痢疾、慢性肾炎
肺	肺阴虚	咳嗽、咳血、肺痨、盗汗、虚劳等	肺结核病、慢性支气管炎、肺癌等
肺	肺阳虚	感冒、哮证、喘证、肺痿等	慢性支气管炎、支气管哮喘、慢性肺气肿、肺源性心脏病
肾	肾阴虚	腰膝酸痛、失眠多梦、盗汗遗精、消渴、虚劳等	更年期综合症、糖尿病、神经衰弱,肾功能衰竭、肺结核
肾	肾阳虚	腰膝酸痛、四肢发冷,阳痿、早泄、遗精、尿频夜多	前列腺炎、神经衰弱,性功能障碍

秘等生活细节上的病症,需要快速及时治疗,缓解急症,患者才能安抚,为进一步治疗赢得时间。

"疗百疾延寿酒",以酒为药,以酒导药,酒温药温,对一些虚寒之类的病症可以起到药到病除的功效,如脾胃虚寒引起的腹痛、腹泻,燥证引起的失眠、便秘等病症,发挥黄精治脾肺,天冬治肺肾,枸杞、狗脊治肝肾,松叶治心肝等功能,平补快治,让急症缓解,让患者情绪稳定。

温养——脏腑功能

脏腑功能的强弱其实就是生活质量水平的高低,是健康状况的客观指标,我们平时去医院做的体检其实就是检查脏腑功能,脏腑功能的好坏,直接决定着健康水平的高低。

华佗古方寿酒,不主张快治、快养,而是润物无声,春雨滋润,使用的基本都是平性、温性的药物,如黄精、枸杞子性平,松叶、苍术、狗脊性温,天冬性凉。整体发挥南派药酒迎合身体素质,慢条斯理,逐步发挥天然治疗作用。

华佗古方寿酒功能之三:防衰老,延寿命

就生命规律而言,衰老不可避免,只是来得早晚而已,于是就延伸出来一个命题:延缓衰老,有人做过统计,人体各个部位开始衰老的时间各有不同。

脸部皮肤:女性25岁就开始衰老了,慢慢长出皱纹;男性35岁脸部皮肤开始出现干燥、粗糙、松弛、面部轮廓不再清晰。

肺:20岁开始衰老。肺活量从20岁起开始缓慢下降,到了40岁,一些人就开始气喘吁吁。30岁,男性每次呼吸会吸入946ml空气,而到70岁,这一数字降至473ml。

大脑和神经系统:22岁开始衰老。大脑中的神经细胞会慢慢减少。40岁后,神经细胞将以每天1万个的速度递减,从而对记忆力及大脑功能造成影响。

头发:男性头发30岁后开始变白,女性则从35岁左右开始。60岁以后毛囊变少,头发变稀。头发乌黑是因为头发里含有一种黑色素,人体没有统一分泌黑色素的腺体,黑色素在每根头发中分别产生,所以头发总是一根一根变白。

乳房:35岁开始衰老。随着女性体内雌、孕激素水平减少,乳房逐渐衰老、下垂。40岁后,乳晕会急剧收缩。

肌肉:30岁开始衰老。肌肉一直在生长、衰竭、再生长、再衰竭。30岁后,肌肉衰竭速度大于生长速度。过了40岁,人们的肌肉开始以每年0.5%—2%的速度减少。

骨骼:35岁开始衰老。25岁前骨密度一直在增加。但35岁骨质开始流失,进入自然老化过程。80岁时身高会降低5cm。

心脏:40岁开始衰老。随着身体日益变老,心脏向全身输送血液的效率

也开始降低。45岁以上的男性和55岁以上的女性心脏病发作的概率较大。

牙齿：40岁开始衰老。40岁以上成年人唾液的分泌量会减少。唾液可冲走细菌，唾液减少，牙齿和牙龈更易腐烂。牙周的牙龈组织流失后，牙龈会萎缩。

眼睛：40岁开始衰老。近距离观察事物会非常费劲。接着，眼睛适应不同强度光的能力降低，对闪耀光更敏感，不适宜夜晚开车。

肾：50岁开始衰老。肾滤过率从50岁开始减少，后果是人失去了夜间憋尿的功能，需要多次跑卫生间。75岁老人的肾滤过率是30岁时的一半。

前列腺：50岁开始衰老。前列腺增生引发了包括尿频在内的一系列问题。困扰着50岁以上的半数男子。正常的前列腺大小有如一个胡桃，增生的前列腺有一个橘子那么大。

听力：55岁左右开始衰老。60多岁以上的人半数会因为老化导致听力受损，这叫老年性耳聋。老人的耳道壁变薄、耳膜增厚、听高频度声音变得吃力，所以在人多嘈杂的地方，交流十分困难。

肠：55岁开始衰老。健康的肠道可以在"有害"和"友好"细菌之间找到良好的平衡。肠内"友好"细菌的数量在55岁后开始大幅减少，这一幕尤其会在大肠内上演。结果，人体消化功能下降，肠道疾病风险增大。

舌头和鼻子：60岁开始退化。一生中最初舌头上分布有大约1万个味蕾。60岁后这个数可能减半，味觉和嗅觉逐渐衰退。

膀胱：65岁开始衰老。65岁时，我们更有可能丧失对排尿的控制。此时，膀胱会忽然间收缩，即便尿液尚未充满。如果说30岁时膀胱能容纳两杯尿液，那么70岁时只能容纳一杯。膀胱肌肉的伸缩性下降，使得其中的尿液不能彻底排空，容易造成尿道感染。

性器官：65岁时，25%的人会勃起困难，男性渐渐出现勃起功能障碍（ED）。55岁，女性的阴道萎缩、干燥，阴道壁丧失弹性，性交越来越疼痛。

那么，我们该如何延缓衰老呢？答案就是益脾肺，养肝肾，强筋骨，补虚损。神医华佗早在1800年之前，就给我们后世子孙准备好了延缓衰老、延年益寿的好方子、好药酒，就是"疗百疾延寿酒"，是中国少有的、少见的养生防衰老的佳品，是不可多得的延年益寿的养生药酒，它的延缓衰老、延年益寿的功能核心就是温调、温治、温养脏腑，脏腑好，人不老，这就是华佗组方的精髓，更是中国寿酒千年传承的精髓。

第五篇

华佗：南派药酒大家

中国是个地大物博、人口众多的国家。江山万里，南北风俗不同，吃喝穿戴不同，文化不同，身体素质不同，医学的流派也不尽相同。

中国以秦岭淮河一线划分出了南北方，中医流派也因此分出了南派和北派。比如朱丹溪随着南宋王朝到了南方，就创立了专门治疗南方人湿热病的补阴派。而北方中医却出了很多使用猛药祛除表证的流派。

华佗无疑是南派中医的代表，他一生行医南方，擅长使用药酒调理脏腑、调治百病。"疗百疾延寿酒"就是南派药酒的经典代表，是治病于无形的代表，是千古名方，华夏第一寿酒。

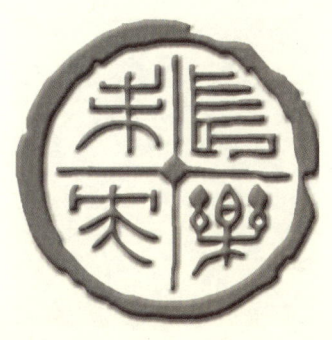

第五篇　华佗：南派药酒大家

第一章　药酒分南北　效果大不同

　　中国的药酒产业是独一无二的，其他国家都没有。作为中国人独特的养生祛病方法，药酒其实是有很多讲究和学问的。不同地域的人要喝不同的药酒，不同病证的人也要喝不同的药酒。但是，从整体地域上讲，药酒还是有南北之分的。

　　传统的中医至今有7个派别：张仲景的伤寒派、李东恒的脾胃派、朱丹溪的滋阴派、刘完素的寒凉派、张景岳的温补派、叶天士的温病学派和郑欣安的火神派。

　　哪怕是不懂中医的人都能看明白，其实这7个派别实质就是两个派别：一个北派，一个南派，北派擅长治疗风寒病，南派擅长治疗热湿病，仅此而已。

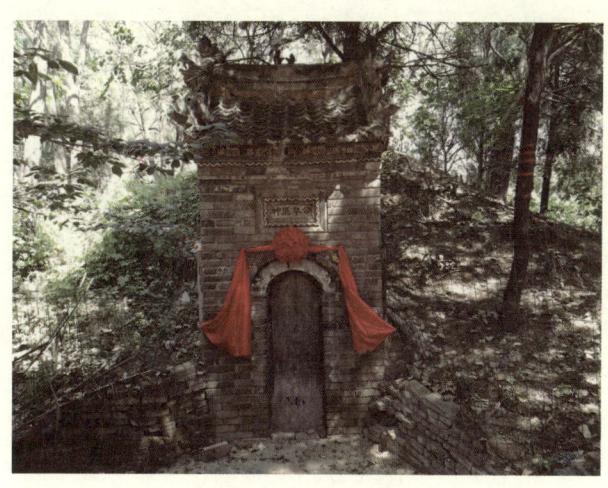

河南许昌城外华佗墓

　　那么，为什么我们中医会有这么多派别呢？其实，原因只有一个，那就是自古学习中医的，最终学有大成的中医都是有高度文化基础的，谁也不服谁，不仅不服当代的同行，甚至不服前代的同行，非要自立门派才能显示出自己高人一等，成就斐然。

其实，无论哪个门派的中医，他们的教科书都是《黄帝内经》《神农本草经》《难经》和《伤寒杂病论》等汉代传下来的中医大成。不过，后代的中医确实无法和前代的，尤其是汉代的中医相比，一辈子只能研究一个细分科目，有的人研究温病，有的人研究伤寒病学，有的人研究儿科，有的人研究妇科，有的人研究外科，其实与现代的西医分科很相似，表面上是分科更精细了，专业更精准了，实质是后来者无法达到古人的大智慧，无法冲破具体症状去把握疾病的本质，只能舍本逐末罢了。

中医分为南北派，还有一个非人力所能决定的自然原因，那就是，中国幅员辽阔，地域自然和人文环境差距巨大，而造成整个差距的天然屏障就是"秦岭淮河一线"。

学过地理的人和懂得气象学的人都知道，中国的自然环境分为两个部分，秦岭淮河以北叫做寒温带，属于冷的区域，而秦岭淮河一带向南，叫做亚热带，属于热的地区，气候的差异，造成天南地北不同的居住条件、身体素质、人文特色、饮食习惯和疾病特点。

秦岭淮河一线以南的人被称为南方人，而秦岭淮河一线以北的人被称为北方人。南方人生活在气温高、湿度大的广大地域，因此，经常得的是热性疾病、湿性疾病，很多瘟疫多从南方开始，如非典，中医叫做瘟疫和热证，其实，多数是湿热天气伤及阴气造成的；而北方人多被大风和寒气侵袭，因此得伤寒病的就非常多，如风湿骨病、脾胃虚寒、心脑血管病等，也就是痹证、瘀证的人特别多，其实就是温度低造成气血循环慢的缘故，是阳气不足的表现。

风寒好除，湿热难祛，这是中医的常识。因此，北方人一旦得了风寒性疾病，一方面由于相对好治疗，再者风寒性疾病多有疼痛症状，所以，北方医生在治疗上敢于下猛药，追求速效，快速止住疼痛，祛除风寒，一方面是患者的急迫需求，另一方是北方人身体素质好，能够经受大药方和大药量的劲头儿。

而南方人由于常年湿热，比北方相对瘦弱，又多以难祛除的湿热病症为多，所以在治疗上多以慢慢调理的方式进行，所以，我们见过很多南方人喜欢喝滋补的汤、凉茶，这都是在祛除湿热，养生防病。

前面已说到，作为中医药的一个分支，药酒行业也分南北，北方的药酒的特点是：方子大，擅于治疗风湿病、骨关节病等气血不通造成的痹证，以活血化瘀，补气通络为基础，实际上就是补阳气。最大的缺点是，单纯的补阳气，短期内有祛除痹证、瘀证的效果，但是，身体内阳气太盛，阴气不足，活血化瘀的基础不足，因为阴气不足，水气就不足，血液也就不足，久而久之，病情就会复发。这就是为什么北方人的风湿骨病长期治疗不好，年年复发的根本原因，要想有好的持久的疗效，药酒就要年年喝。

而南派药酒的特点，是以滋阴固本为主，先补阴，待水涨船高，再阴中求阳，这恰恰符合中医治病的特点，这也就是为什么很多南方人虽然体内有湿热，一般不会长期积蓄在体内，而是会随时有湿热，随时被祛除的根本原因，其实，就是南派药酒的组方原则和特点不同罢了。

归纳一下，南北两派药酒的区别：北派药酒擅长治疗风寒，但是由于体内阴气不足，片面地强调活血补阳气，最终只能缓解症状，而无法根治；南派药酒虽然效果稍微慢一些，但是一旦体内的湿热被清除，就会水涨船高，阴阳同时升高，体内不仅没有湿热，连风寒也无法进入体内，所以南方人一般不得风寒性疾病，更很少被湿热性疾病缠住。

既然药酒南北两派的特点不同，那么在治疗上的最大区别是什么呢？其实，区别只有一个：北派药酒的康复手段是"治"，治好的是症；而南派药酒的康复手段是"养"，养好的是病。

由于北方人大多得的是痛性疾病，所以患者急于缓解症状，其次，北派医生擅长补充阳气，而忽略滋阴，因而，容易造成暂时活血化瘀，却因为体内水分不足，活血化瘀的物质基础薄弱，因此，消除疼痛的效果只能是暂时的，药酒一旦停用，就会再次疼痛，只能周而复始，不断复发，不断喝药酒。其实，治好的是症，而没有针对病，只是暂时的缓解手段。

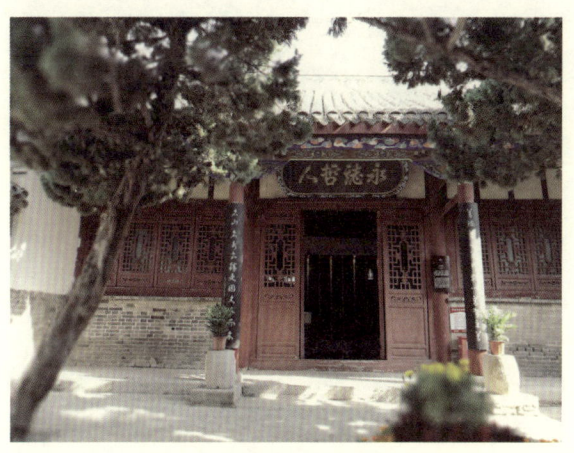

亳州华佗纪念馆配殿

而南派的药酒组方特点是从滋阴入手，一方面是为了中和体内的湿热之气，使病人舒服起来，更重要的是体内阴气足了，体质就增强了，祛除湿热、风寒的能力也就是提升了，这就是水涨船高的含义。

不但湿热在体内会被慢慢地驱赶出去，连风寒之气也无法进入体内，因为身体的正气已经非常足了，风寒暑湿燥火都无法侵袭身体，自然正气充足，不得疾病。所以说，南派药酒养好的是人的身体，是从根本上远离疾病的办法。

第二章　华佗与南派药酒传承

三国时期，诸侯割据不断，战事是家常便饭，对于像神医华佗这样的百姓而言，难免要流离失所，更何况当时的民间医生是以走方为主，也就是不断地各处游走，来为百姓治病。

《三国演义》和《三国志》都曾经记载，华佗为了躲避战争和曹操的寻访而隐居今天的长江南北的大片地方，后为周瑜治伤，为关公刮骨疗毒。

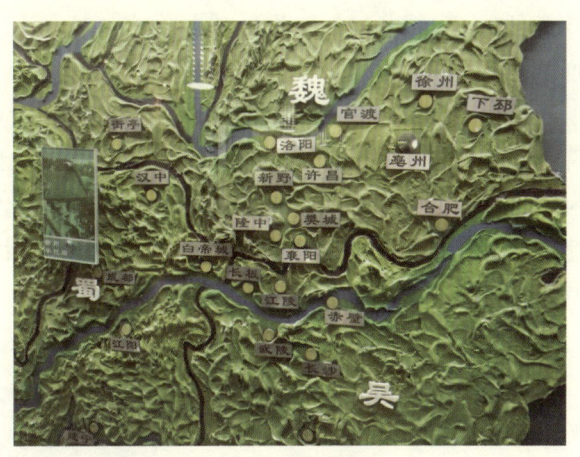

华佗行医足迹图

华佗生于安徽亳州，在中青年时期流离南方。其行医路线，从安徽开始，先后来到山东、河南、江苏等长江流域的地区。华佗治疗的病人多数是风湿型病人，使用的方剂也多数是滋阴固本的，可以说，华佗是最早的南派中医的代表。

华佗一生不善于饮酒，但是华佗却与药酒结下了不解之缘，前文提到过，华佗留给后世的药酒就有三个传世配方，"疗百疾延寿酒"是最有力的代表。

确切地说，在有文字记载的史料中，在华佗之前还难以知道中国的药酒是谁发明的，我们只能推测，周文王开始兴起阴阳八卦，道家学说也慢慢兴起，道家的兴起对于药酒养生的需求也就提高了，养生药酒自然也就走进了中国人的养生视野。而道家起源于老子，兴起于战国，汉代时，道家学说已经成熟。

但是说到药酒在中国的起源和发展，我们还要在历史中寻求答案。酒本身就具有治疗的作用，再配合中药，就形成了独具特色的中医药酒。药酒的起源是与酒分不开的，中国是人工酿酒最早的国家，早在新石器时代晚期的龙山文化遗址中就曾经发现过许多陶制的酒器，在四千多年前的夏代，酿酒业已发展到一定水平，所以后世才有"仪狄造酒"及"何以解忧，唯有杜康"等千古名句，这里杜康已成了酒的代名词。

商殷时代酿酒业更加普遍，当时已掌握了蘖酿酒的技术，如《尚书·说命篇》中有商王武丁记载"若作酒醴，尔惟曲蘖"的说法，从甲骨文的研究中也可以看出商朝对酒极为珍重，把酒作为重要的祭祀品。值得注意的是，在罗振玉考证的《殷墟书契前论》甲骨文中有"鬯其酒"的记载，对照汉代班固《白虎通义·考黜》曾译："鬯者，以百草之香，郁金合而酿之成为鬯。"表明在商代已有药酒出现。

周代，饮酒越来越普遍，已设有专门管理酿酒的官员，称"酒正"，酿酒的技术已日臻完善。西周时期，已有较好的医学分科和医事制度，设"食医中士二人，掌和王之六食、六饮、六膳……之齐（剂）"。其中食医，即掌管饮食营养的医生。六饮，即水、浆、醴（酒）、凉、酱、酏。由此可见，周朝已把酒列入医疗保健之中进行管理。汉代许慎在《说文解字》中，进一步明确提出："酒，所以治病也。"《周礼》有"医酒"。说明药酒在周代的运用相当普遍。

但是中药在酒中的运用，或者说药酒的生产和使用真正有了可靠的文字记载，还是从1973年马王堆出土的帛书《养生方》和《杂病方》中找到的证据。

由此可见，华佗在前人对药酒使用的基础上结合了自己的医疗经验，走出中医药酒的创新之路，具有独创性。

华佗把药酒利用在日常的行医生涯中，最终发明了"疗百疾延寿酒"，至今为止，中国能够在典籍中确切找到方剂的药酒，"疗百疾延寿酒"是第一个，尽管药典里有周公百岁酒等，但只是托名的药酒，无法

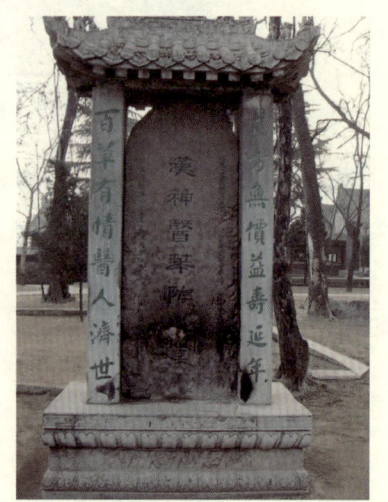

武陵华氏华佗纪念墓碑

第五篇 华佗：南派药酒大家

找到历史根据。

因此，在中国的药酒界，华佗当仁不让地被称为"南派药酒大家"，虽然华佗不是南派药酒的第一人，却是最闪亮的一个南派药酒传人和大家，至今无人超越。

第三章 华佗首倡服食松叶

在崇尚自然养生的中国道佛文化中，松树被奉为圣树，多有禅师居士服食松叶辟谷延年，其养生食谱中有许多配方均以松针为基本材料，充分彰显了"生命本源""顺应自然""以形补形"的自然辩证法则。有诗赞云：

　　　　松为仙食，万年常青。
　　　　天地造化，资源丰盛。
　　　　日月精华，皆含松中。
　　　　早晚服用，驱邪扶正。
　　　　内安五脏，外散毒痈。
　　　　生毛增发，补气和中。
　　　　常饮松叶，返老还童。

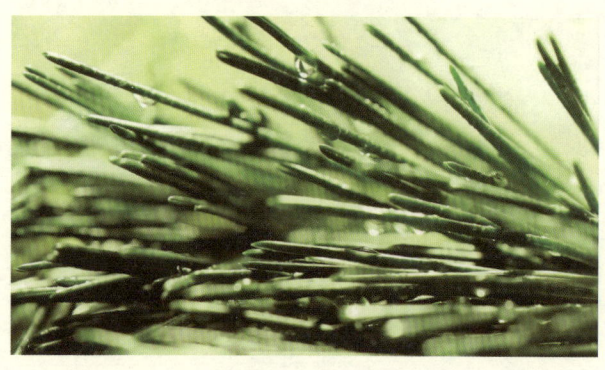

松针含露

松叶从释迦牟尼时代以来就做药用，并经3000年之久的人体药用经验证明有效，而一直流传至今。作为药用的松叶，不仅含有大量的叶绿素、β-胡萝卜素、维生素A、维生素E、维生素C、生物黄酮、前花青素等，还含有各种蛋白质、糖分、松节油的挥发成分和铁、磷、钙等药用成分，能有效地清除人体自由基，增强人体抗氧化、抗衰老的能力。科学研究表明：松叶提取物是人类迄今为止发现的最强的复合型的天然抗氧化剂、抗衰老的物质。这些成分对于消除疲劳、增强耐力都有作用，还有细胞再生和内脏恢复活力的功力，对肩酸病痛也有疗效。

我国古代就有吃松叶、饮松叶茶而享高寿的记录。《艺文类聚》称："赤橙子好食柏实，齿落更生。"他到四川松潘，以松树叶、松子为食。

在我国第一部中药学典籍《神农本草经》里记载："松为仙人之食物。"这里所谓的"仙人"，其实就是指那些耳聪目明的长寿老人。在"上药"中，最先被提到的就是"松"。神农氏将十种东西列为"长生必备"之物，分别为：日、山、水、石、松、云、木、草、鹤、龟。松本为木覆盖，但在此却被单独列出，是很能说明问题的。

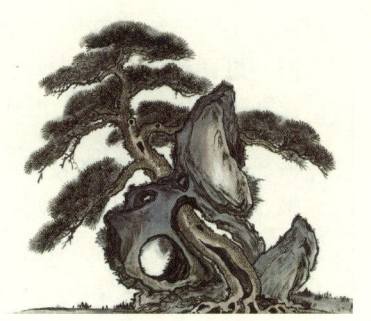

大苍松示寿

晋代葛洪的《抱朴子》记载了一个关于秦宫宫女的传说：秦末，刘邦、项羽攻入咸阳，战乱中，宫女们逃进深山，在山里老人的指点下，仅以松柏之实和松针为食。结果，个个脸色红润，冬不怕冻，夏不怕热。传说，这些宫女都活了300多岁，而且秀发乌黑。至200多年后的汉成帝时，有人还见到她们活着，跳坑跃涧，毫无老态。

唐代孙思邈是我国历史上伟大的医药学家，据传他活了141岁。他对松树情有独钟，创立了"服松子法、服松叶法、服松脂法"疗疾养生，并提出"食药同源，以食疗疾"的著名论点，对世界养生文化作出了巨大贡献。

宋代张存惠的《重修政和经史证类备用本草》一书有如下记载："松，可生毛发、安内脏、愈空腹、长生。"在中国，候选仙道者，除了要学习龟息大法，也服用以松叶汁制成的"秘药"。那些修行者在断食前，总先抓一把松叶在身边食用，将松树奉为圣树，提倡"摄形养神""返璞归真"的自然养生之道。其养生食谱中有许多配方是以松树物为基料的，彰显了"生命本原""顺应自然""以形补形"的自然辩证法则。

李时珍在《本草纲目》中说："松叶，别名松毛，性温苦，无毒，入肝、肾、肺、脾诸经，治各脏肿毒，风寒湿症。"松能够治疗肿包，促进毛发的再生，强健内脏（肝、肾、脾、心、肺五脏），能够充饥，延年益寿。

关于松叶的药效还有这样的传说，释迦牟尼的一些少年弟子，化缘来到一个村庄，因遇到该村的祭祀活动而受到热忱款待，结果他们暴食而得了急性胃炎，一个个都躺倒了，释迦牟尼见了这些少年僧人的狼狈相，便制定了禁止规定时间外的饮食和暴饮暴食的戒律。僧医对这些暴食伤身的少年僧人用松叶入药进行治疗，不久，他们的症状便消除了。从这个事例看出，松叶曾是佛教医学中十分重要的一种草药。

人们一过四十岁，身体就会一天天走下坡路，衰老的阴影会悄悄潜入，导致机体功能减弱，容易产生疲劳，很容易发生肩关节酸痛等病症，然而中年人若是每天服松叶，把它当茶饮，则能促进血液循环，增强人体的抵抗力，灵活大脑，强化心脏功能，预防发生老年性迟钝痴呆症。

关于服食松叶而长寿的传说和故事很多，但是是谁极力倡导的呢？其实，真正对后世服食松叶有积极推动作用的是华佗。从上面的记载可以看出，在汉代以前，关于服食松叶的记载多是虚无缥缈，而从晋代的葛洪开始逐渐清晰，这是为什么呢？中国人向来崇尚仿古，古人的养生长寿方剂一定是好的，那么葛洪仿的松叶长寿方是谁呢？其实就是华佗。

华佗，从学医的时候就在书中学习到了松叶对于健康的巨大作用，深知其对心脏和脾胃的巨大调理作用，所以，华佗在治疗疾病的过程中常以松叶配伍方剂。

多服食松叶，可以调理脾胃，保护心脏，也就是牢固后天的生命根本。由于松叶不是稀缺药材，所以，民间服食松叶保健康，进而长寿的人越来越多，后来就成为传世的长寿秘方了，被记载在书籍里。华佗的弟子樊阿，之所以长寿就与他重视服食黄精和松叶有直接关系。

我国约70多种松树，其中有药（食）价值的只有两种，即马尾松和油松，而马尾松只产于长江以南，且马尾松的有效成分是油松的六倍，其中又以南岳衡山所产的马尾松疗效最好，由于其纬度低、雨量充沛、刚好处在我国的富硒地带，有机硒的含量与前花青素的含量最高，从而造就了衡山松针的极佳品质。澳大利亚一权威机构检测：衡山马尾松的各项指标都要远远高于我国其他地区的马尾松针。

产于衡阳的马尾松针是地道药材的典型代表。大家知道，中医养生和治病，除了医生的水平高以外，还要使用地道药材，过去的老药铺都有"川广地道药材"的匾额，用以证明自己经营的药材品质好。所以所谓地道药材就是指特定自然条件，生态环境的地域内所产的药材，因为这里的生产较为集中，采收、加工的工艺也十分讲究，比起其他各地区生产的药材品质，疗效都要好。

第四章　南黄精　北人参

在浩瀚的中医药历史中，有一句俗语：南黄精，北人参。

人参，是上品大药，名贵之极，主要产自东北吉林长白山，是续命的圣药。很多人处于弥留和无法治愈的时候，用上人参，不久会阳气大增。因此，人参也被称为"补阳之王"。

但是，有一个令人困扰的问题，因人参阳气十足，也就是偏性太大，不适合日常服用，只适用于身体虚弱或者气危欲绝之人使用。

黄精，是药食同源的植物，是南方人经常使用的仙人余粮，医学功效主要是补养脾、胃、肺、肾。与人参相比，黄精性平，适合日常服用，保健和治病作用非常好，而且温和没有危险。

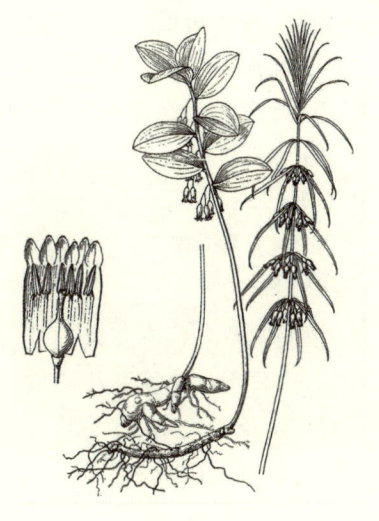

黄精

古人之所以把黄精与人参相比，就是因为黄精与人参对于健康而言同样珍贵，是不可多得的延续生命和延年益寿的两味好药。

孙思邈《备急千金要方》记载："黄精，常未食前，日二服，旧皮脱，颜色变光，花色有异，眉须更改。欲长服者，不须和酒，内生大豆黄，绝谷食之，不饥渴，长生不老。"

西晋人张华在其《博物志》中记载："黄帝问天老曰：天地所生，有食之令人不死者乎？天老曰：太阳之草名黄精，食之可以长生。"

元代御医忽思慧《饮膳正要》"卷第二神仙服食"中记载"服黄精"："神仙服黄精成地仙：昔临川有士人虐其婢，婢乃逃入山中。久之，见野草枝叶可爱，即拔取食之，甚美。自是常食之，久而不饥，遂轻健。夜息大木下，闻草动以为虎，惧而上木避之，及晓下平地，其身豁然，凌空而去，或自一峰之顶，若飞鸟焉，数岁，其家采薪见之，告其主，使捕之，不得。一日，遇绝壁下，以网三面围之，俄而腾上山顶。其主异之，或曰：此婢安有仙风道骨？不过灵药服食。遂以酒馔五味香美，置往来之路，观其食否，果来食之，遂不能远去，擒之。问以述其故，所指食之草，即黄精也。谨按：黄精宽中益气，补五藏，调良肌肉，充实骨髓，坚强筋骨，延年不老，颜色鲜明，发白再黑，齿落更生。"

《本草纲目》载："黄精补诸虚，填精髓，平补气血而润。"《神仙芝草经》说黄精有"宽中益气，使五脏调和，肌肉充盛，骨髓坚强，其力倍增，多年不老，颜色鲜明，发白更黑，齿落更生"的功能。

《神仙本草经》："黄精宽中益气，使五脏调良，肌肉充盛，骨髓坚强，其力增倍，多年不老，颜色鲜明，发白更黑，齿落更生。"

《名医别录》列为上品，称其"主补中益气，除风湿，安五脏，久服轻身延年不饥"。

《日华子本草》谓之"补五劳七伤，助筋骨，耐寒暑，益脾胃，润心肺……驻颜断谷"。

《滇南本草》说它"补虚填精"。

《万氏积善堂秘验滋补诸方》也认为黄精有"补中益气，安五脏，润心肺，轻身延年"之功。

据传，真正在医学实践中，最先发现黄精药用价值的不是别人，正是本书的主角——华佗。

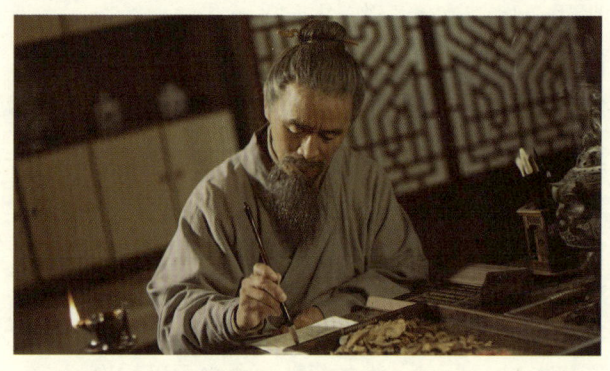

华佗撰写《青囊经》图

华佗邻居是位樵夫，吃食虽差，但中年身强体壮，华佗问其原因，樵夫如实相告，他经常吃一种草根，黄色的，样子像小鸡一样，就管叫它为"黄鸡"。

樵夫领着华佗到山上去看那"黄鸡"，华佗看到，它开着白色的花，挖出

第五篇 华佗：南派药酒大家

其根，肥大发黄，上有鳞斑，真像一只小黄鸡。华佗将其带回家，发现其味甘、性平，有补气润肺之功效，是治疗脾虚、消渴病的一种良药。华佗觉得，"黄鸡"不像个药名，便给它起了个药名叫黄精。

黄精属百合科植物，而茅山黄精为多花黄精，宋代苏颂曾说："黄精南北皆有，以嵩山、茅山者为佳。"

因"黄精"与"黄金"谐音，故有人就传华佗在山里挖到很多黄金，发了大财。华佗听了，暗自好笑。为驳斥谣传，他特意撰写了一副联语："隐遁三茅，历经三年，苦度四季，竟辟五谷；邻家一樵，喜得一药，为济百姓，何求万金。"

从那以后，华佗对黄精的认识更高了一层，经常在治病养生的方剂中使用黄精，黄精也就成为后世人治疗脾胃、肺肾虚弱的一种灵草，被称为太阳之草，用来延年益寿。

唐代天宝年间，茅山道士李玄静向玄宗皇帝进贡茅山黄精，玄宗封李玄静太保官衔，后人便称茅山黄精为太保黄精。如此，茅山黄精的名气就更大了。

第六篇

五步修合非遗古法

　　药酒只该中国有，番邦哪来益寿精！

　　作为中国人独特的养生瑰宝，药酒在华夏大地已经传承了至少三千年以上，而药酒的炮制技艺就是保证中华药酒药效出奇、经久不衰的根本。

　　华佗作为中华民族的南派药酒大家，中国药酒的集大成者，对药酒的理解和炮制自然有他独到的手法。

　　华佗本着阴阳五行之文化根本，创造出华佗药酒炮制五步修合法，暗合金木水火土五行，保证阴阳平衡，更保证药酒药性醇厚，药力强劲。

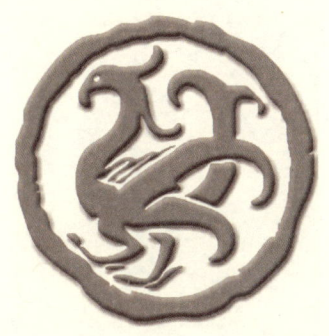

第六篇 五步修合非遗古法

第一章 中华药酒千年传承

药酒应用于防治疾病,在我国医药史上早已处于重要的地位,成为历史悠久的传统剂型之一,至今在国内外医疗保健事业中享有较高的声誉。

药酒是选配适当中药,经过必要的加工,用度数适宜的白酒或黄酒为溶媒,浸出其有效成分,而制成的澄明液体。在传统中,也有在酿酒过程里,加入适宜的中药,酿制而成的。药酒即是一种加入中药的酒。

我国最古的药酒酿制方,是记录在1973年马王堆出土的帛书《养生方》和《杂疗方》中。从《养生方》的现存文字中,可以辨识的药酒方共有六个。

(1)麦冬(即颠棘)配合秫米等酿制的药酒(原题:"以颠棘为浆方"治"老不起")。

(2)用黍米、稻米等制成的药酒("为醴方"治"老不起")。

(3)用美酒和麦X(不详)等制成的药酒。

(4)用石膏、藁本、牛膝等药酿制的药酒。

(5)用漆和乌喙(乌头)等药物酿制的药酒。

(6)用漆、节(玉竹)、黍、稻、乌喙等酿制的药酒。

《杂疗方》中酿制的药酒只有一方,即用智(不详)和薜荔根等药放入甑(古代一种炊事用蒸器)内制成醴酒。其中大多数资料已不齐,比较完整的是《养生方》"醪利中"的第二方。该方包括了整个药酒制作过程、服用方法、功能主治等内容,是酿制药酒工艺的最早的完整记载,也是我国药学史上重要的史料。

先秦时期,中医的发展已达到了可观的程度。这一时期的医学代表著作《黄帝内经》,对酒在医学上的作用,做过专题论述。在《素问·汤液醪醴论》中,首先讲述醪醴的制作"必以稻米、炊之稻薪、稻米者完、稻薪者坚",即用完整的稻米作原料,坚劲的稻杆做燃料酿造而成,醪是浊酒,醴是甜酒。"自古圣人之作汤液醪醴者,以为备耳……中古之世,道德稍衰,邪气时至,服之万全",说明古人对用酒类治病是非常重视的。《史记·扁鹊仓公列传》中"其在肠胃,酒醪之所及也",记载了扁鹊认为可用酒醪治疗肠胃疾病的看法。

汉代,随着中药方剂的发展,药酒便渐渐成为其中的一个部分,其表现是临床应用的针对性大大加强,所以其疗效也进一步得到提高,如《史记·扁鹊仓公列传》收载了西汉名医淳于意的二十五个医案,这是我国目前所见最早的医案记载,其中列举了两例以药酒治病的医案。一个是济北王患"风厥胸满"病,服了淳于意配的三石药酒,得到治愈。另一个是菑川有个王美人患难产,淳于意用莨菪酒治愈,并产下一婴孩。

华佗是东汉末年的药酒大家,他一生行医用药,很多时候是采用药酒给病人养身固本。他教会病人如何炮制药酒之后,就自行离开且不收一文钱。华佗被世人传颂的根本原因,在于他的医德和胸怀天下百姓的无私精神。

隋唐时期,是药酒使用较为广泛的时期,记载最丰富的要数孙思邈的《千金方》,共有药酒方80余剂,补益强身,涉及内、外、妇科等几个方面。《千金要方·风毒脚气》中专有"酒醴"一节,共载酒方16剂。《千金翼方·诸酒》载酒方20剂,是我国现存医著中,最早对药酒的专题综述。

此外,《千金方》对酒及酒剂的毒副作用,已有了一定认识,认为"酒性酷热,物无以加,积久饮酒,酣兴不解,遂使三焦猛热,五脏干燥","未有不成消渴"。因此,针对当时一些嗜酒纵欲所致的种种病状,研制了不少相应的解酒方剂,如治饮酒头痛方、治饮酒中毒方、治酒醉不醒方等等。

宋元时期,由于科学技术的发展,制酒事业也有所发展,朱翼中在政和年间撰著了《酒经》,又名《北山酒经》,它是继北魏《齐民要术》后一部关于制曲和酿酒的专著。该书上卷是论酒,中卷论曲,下卷论酿酒之法,可见当时对制曲原料的处理和操作技术都有了新的进步。"煮酒"一节谈加热杀菌以存酒液的方法,比欧洲要早数百年,为我国首创。

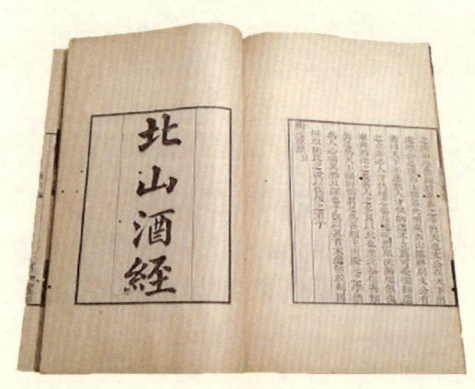

《北山酒经》

第六篇 五步修合非遗古法

此时，由于雕版印刷的发明，加上朝廷对医学事业的重视，使当时中医临床和理论得到了发展。因此，对药酒的功效，也渐渐从临床上升到理论。如《太平圣惠方·药酒序》认为"夫酒者，谷蘖之精，和养神气，性惟悍，功甚变通，能宣利胃肠，善导引药势"。《圣济总录·治法·汤醴》认为"邪之伤人有浅深，药之攻邪有轻重，病之始起，当以汤液治其微。病既日久，乃以醪醴攻其甚……又有形数惊恐，经络不通，病生于不仁者，酒以醪药，以此见受邪既深，经脉闭滞，非醪药散发邪气，宜通血脉，安能必愈……酒性酷热，主行药势，所以病患素有血虚气滞、陈寒痼冷、偏枯不随、拘挛痹厥之类，悉宜常服，皆取其渐渍之力也。又古法服药，多以酒者，非特宣通血气而已，亦以养阳也"。药酒的治病范围也相对集中，向着保健养生方面发展，如"治一切风通用浸酒药二十二道"，"治风腰脚疼痛通用浸酒药十四道"。另在药酒专门方中，出现了较多的养身延年，美容保健方剂。当时，以药材制曲的风气已开始盛行，单在《北山酒经》中就记载了十三种药曲。如香桂曲，配用了木香、官桂、防风、杏仁等药品；瑶泉曲，配用了防风、白附子、槟榔、胡椒、桂花、丁香、人参、天南星、茯苓、香白芷、川芎、肉豆蔻等药物。并认为做药酒以东阳酒最佳，"用制诸药良"，其酒自古擅名，清香远达，色复金色，饮之至醉，不头痛，不口干，不作泻，其水称之重于他水，邻邑所造俱不然，皆水土之美也。李时珍解说：东阳酒即金华酒，古兰陵也。李太白诗所谓"兰陵美酒郁金香"即此，常饮入药俱良。

也就是在宋代的时候，华佗的后人终于把多年前写成的《中藏经》雕刻出版，华佗遗方的"疗百疾延寿酒"，终于浮出水面，让后世人一边喝着华佗留下的药酒，一边缅怀这位传世的神医。

清代乾隆初年，就以"酒品之多，京师为最"了，当时出现了一些药酒店用"烧酒以蒸成"的各色药酒，因由花果所酿，故此类酒多以"露"名之，如玫瑰露、茵陈露、山楂露、五加皮、莲花白等等，其中不少药酒具有"保元固本、益寿延龄"之功，故多为士子所嗜饮。清《北梦录》中赞其"长连遥接短连墙，紫禁沧州列两厢，催取四时花酿酒，七层吹过竹风香"。烧酒在元代，也许更早一点，由波斯、阿拉伯传入我国的。当时名阿剌吉酒，明代又名火酒，后逐步用来制作药酒。当时"烧酒以蒸成"的药酒大量出现，表明清代用白酒作溶媒的工艺已逐渐普及。当时在清宫佳酿中，也有一定数量的药酒，如夜合枝酒，即为清官御制之一大药酒。夜合枝即合欢树枝，酒之药物组成除了合欢枝外，还有柏枝、槐枝、桑枝、石榴枝、糯米、黑豆和细曲等，可治中风挛缩之症。

第二章 华佗药酒五步古法炮制技艺

至今,传承下来的中国药酒炮制方法主要有六种,分别是:

1. 冷浸法:此法适用于白酒为酒基的制作法。将药酒方中所需药材按要求称好数量,如法炮制后切成薄片或研为粗末,装入准备好的容器内,加入方中规定量的白酒(白酒一般要求酒精度在50%—60%之间为好)。将容器口用纯棉布二层、棉纸二层(均需洁净)、油布或塑料布封闭容器口,并用绳扎紧。贴上标签,写明药酒名称、所用药物、所治病症及制作日期。一般浸泡21—28天即滤去药渣,留下药酒饮用,不善饮酒者可将药酒加入到白开水中,冲淡后再饮用。

2. 热浸法:此法适用于白酒为酒基的药酒制作法。将所需药材按质、按量备齐后,装入准备好的容器中,倒入备好的白酒,按冷浸法封闭容器口,将容器放入装有水的大锅内,放火上烧开,煮沸容器二至四个小时。待锅内水凉取出装药酒容器,放阴凉处3—5天即可开口按规定量饮用。

3. 勾兑法:此法适用白酒为酒基的药酒。将药酒方中所需的药物,用砂锅煎煮两次,每次煎煮两小时左右,滤去药渣,留药汁备用。取60度以上的优质白酒,按白酒与药汁比例7∶3勾兑。勾兑好的药酒存放7天左右即可按量饮用。

4. 煎煮法:此法适合急性病与伤、应急之用。其方法是将药酒方中药物与一定比例量的白酒、黄酒或果酒同时放入药罐中,再加适量净水煎煮一定时间,滤去药渣,取药汁按量饮用。

5. 调合法:此法是将所需药物研为细末,加用一定量的白酒或黄酒,调合成软膏外敷在病、伤之处。亦有用此法将药物调合的药糊,作为按摩介质,在伤痛处按摩或理疗。

6. 酿制法:此法是道教医药酒系列中最具有特色的一种方法。有一定技术要求,其中除酿制白酒的技术与其它地区基本相同(故本文对白酒的酿制技术不作介绍)。在此只介绍很有地方特色的药黄酒与果药酒的酿制方法。

华佗"疗百疾延寿酒"起源于汉代黄老盛行时代,是华佗神医一生的养生心血,传承下来的炮制方法自然自成一体,称为"五步修合法",还原汉方药酒炮制技艺，经过挖掘整理，重现人间。

步骤一：甄材

选用三年以上桃木工具（祛邪，无味），切记铜铁器物，去山野采集原生药草。

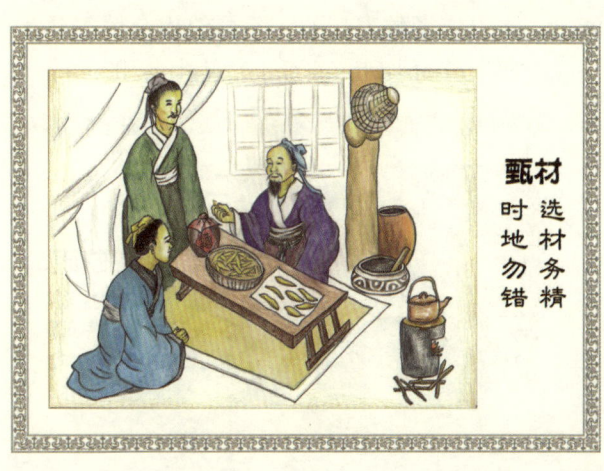

黄精：选九华山、茅山湿润、荫蔽地块所产4年以上，表面棕黄色，断面黄白色，个大肥厚，体重质坚而柔软者为佳。以秋末冬初所采质佳，洗净泥土，除去须根和病疤，准备九制。

松叶：选东北、秦岭山坡阳面5年以上，3米以上成年松树之松叶，以腊月数九时节采者为最佳。用软毛刷刷洗或用软布蘸洗涤剂包起松针搓洗，用清水浸泡，阴干待用。

枸杞：选宁夏产2年以上沙地枸杞，10月霜前采摘颜色柔和，有光泽，肉质饱满，尖处大多有小白点，口食甘甜，吃后有一丝苦味者为最佳，洗净阴干待用。

苍术：选用2年生，于山坡、较干燥处或草丛中生长的罗田苍术，根如老姜，呈结节状，苍黑色，质坚实、断面朱砂点多、香味浓郁，横断面"珠砂点"者为佳。秋季霜前采摘，除去茎叶和泥土，洗净待用。

天冬：选3年生阴湿的山野林边、草丛或灌木丛中的川天冬，于11月至翌年早春2月，将茎蔓在离地面7厘米左右处割断，挖出全株，将直径3厘米以上的粗块根洗净作药。有不透明细心，表面黄白色或淡黄棕色，以黄白色、半透明者为佳。

狗脊：选用福建、四川等地山脚沟边及林下阴处酸性土上当年生，无臭，味淡、微涩者，冬季采挖，除去泥沙，去硬根、叶柄及金黄色绒毛，切厚片，干燥待用。

步骤二：哎咀

将以上六味药材，黄精之根，松树之叶，枸杞之果，苍术、天冬、狗脊之根，分别以六人操作，穿干净衣物，洗净双手，于阴凉干燥室内将六味药材哎咀，即用瓷刀、木刀或者竹刀切片，不可使用金属刀具，根切成2厘米厚的薄片，叶切成3厘米长的小段，放置于竹筐中备用。

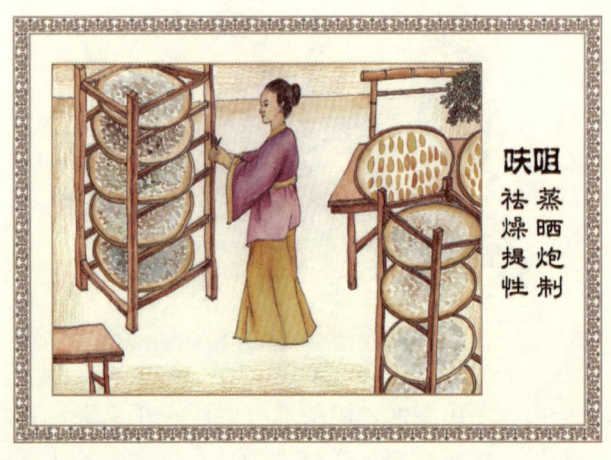

步骤三：九制

将六味药材，依据药材特性，进行炮制，锅具必须是砂锅。

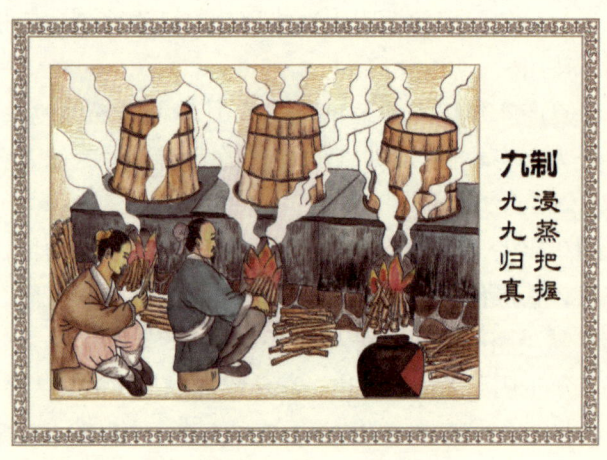

1. 药材蒸制过程：

黄精：蒸10—20分钟（以蒸透为准），取出晾晒，边晒边揉，长大者可分成2或3段，置蒸笼或木甑中蒸约12小时，至呈现油润时取出晒干或烘干

（要求无烟、微火）；或置水中煮沸后，捞出晒干或烘干。

苍术：用稻米泔水漂，按照1（药材）：10稻米泔水，对苍术漂洗12小时，捞出，晒干，漂制后，可除去部分挥发油，减轻药物燥性。

天冬：将洗净的苍术块根，用石灰、白矾加水煮滚，再放鲜天门冬，在沸水锅中煮，保持中火，煮3滚（中间翻两次），至透心、皮裂时捞出。水煮时间不宜过久，否则会使颜色变红。煮好的天门冬，趁热剥去外皮。要用手从块根的一头向另一头撕去，剥皮时不残留皮层，要完全剥净，利于提高成品的等级；要平铺在竹匾中，注意不要铺的太厚，影响晾晒的均匀度。放置通风、阴凉、干燥处晾晒。1-2天后，翻动一次，使其充分晒干，直到半透明状时，就成为了干货产品。

狗脊：用热水蒸后晒至六、七成干，切厚片，干燥，为"熟狗脊片"。

2. 九制基本过程：

（1）将洗净切碎的六味药材，放入清水中浸泡24小时；

（2）装进大砂锅煮3个时辰，至煮透为止，然后捞出在太阳下曝晒；

（3）如此反复蒸煮，反复曝晒九次，将九次蒸煮后的汁液收集起来备用；

（4）将六味药物残渣完全粉碎成粉末。

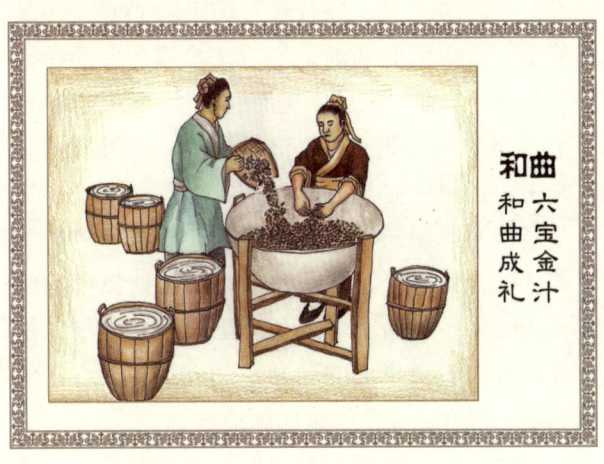

步骤四：和曲（本步骤是炮制药酒步骤的重中之重）

1. 将提前准备好的酒曲加工成细粉末待用；

2. 将以上药物汁液和粉末放置在大缸中，加水煮汁6个时辰，待冷备用；

3. 将糯米淘干净，蒸煮后沥半干，倒入干净的缸中待冷；

4. 将药和汁倒入缸中，加入酒曲粉末，搅拌均匀，加盖密封。

步骤五：七藏

将装满药汁和酒曲的大缸放在恒温、阴性的大屋里存储14、21、35、49天，以7的倍数为佳，天数越多，药酒越加醇厚，药力更好。

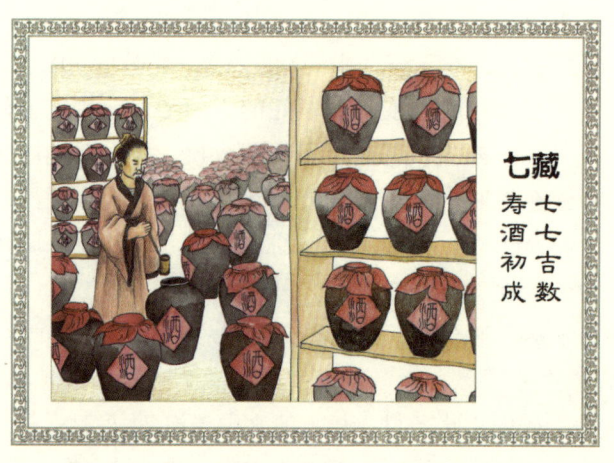

适当时机，可以取出每日饮用两三次，每次多少随意，可以祛除百病，延年益寿。

总结而言，华佗药酒的"五步修合法"有两大特点。一是步骤简单，符合五行，但是细节繁琐。华佗的药酒炮制方法步骤非常简单，只有区区的五步，甄材、㕮咀、九制、和曲、七藏，但是每一步里面的细节要求极其严格，如对药材的选择上，要严格按照时令、产地选材，松针要采隆冬时节的，黄精要采秋季的，光采集药材就是极其费工夫，还要按照要求进行修裁，不能有一点马虎。二是显著的道家药酒炮制特色和大医学家的独创精神。华佗毕竟是医生，所学的基础知识有道家的精髓在里面，所以华佗的药酒炮制方法与道家有着千丝万缕的联系，马王堆汉墓出土的药酒炮制方法其实也与道家是一个脉络，所以后世人多说华佗的药酒炮制方法源于西汉的官家，其实不然，华佗的药酒炮制方法乃是源于道家的酿造法。

至今，湖北武当山还保留着道家的独创药酒炮制方法，即酿造法，就是像酿酒一样酿造药酒，与现代药酒生产技术有极大的传承性和区别。

第三章 延寿药酒古今制造技术对比

时至今日，中国的药酒炮制技术飞速发展，各种全新的高科技药酒炮制方法应接不暇，"疗百疾延寿酒"也坐上了这班高速列车，从原始的"五步修合法"发展到今天"渗漉法"。最大限度的保留药材的有效成分，更大程度地提高了药效和生产效率。

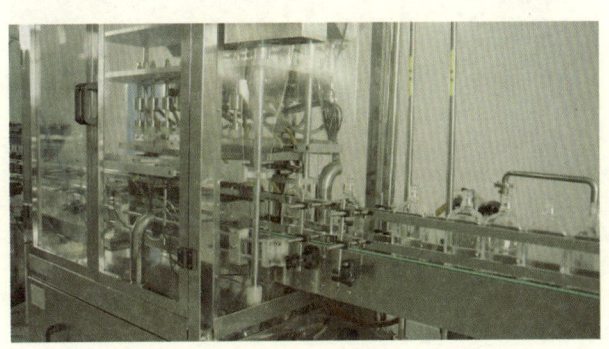

现代药酒生产线

但是为了保护传世的"五步修合古法"，湖南衡阳地方企业特别开始筹建"中国药酒博物馆"，这样不仅会将中国南北派的药酒传承历史展现给大家，更会将包括"疗百疾延寿酒"在内的中国各个知名药酒的先进炮制技艺以图文和影视的方式展示给大家品鉴。

"渗漉法"是将适度粉碎的药材置渗漉筒中，由上部不断渗漏溶剂，溶剂渗过药材层向下流动过程中浸出药材成分的方法。属于动态浸出方法，溶剂利用率高，有效成分浸出完全，可直接收集浸出液。

操作过程是：

①粉碎：药材的粒度应适宜。过细易堵塞，吸附性增强，浸出效果差；过粗不易压紧，溶剂与药材的接触面小，皆不利于浸出。一般以《中国药典》粗粉规格为宜。

②润湿：药粉在装渗漉筒前应先用浸提溶剂润湿，避免在渗漉筒中膨胀造成堵塞，影响渗漉操作的进行。一般加药粉 1 倍量的溶剂，拌匀后视药材

质地,密闭放置15分钟至6小时,以药粉充分地均匀润湿和膨胀为度。

③装筒:药粉装入渗漉筒时应均匀,松紧一致。装得过松,溶剂很快流过药粉,浸出不完全;反之,又会使出液口堵塞,无法进行渗漉。

④排气:药粉填装完毕,加入溶剂时应最大限度地排除药粉间隙中的空气,溶剂始终浸没药粉表面,否则药粉干涸开裂,再加溶剂从裂隙间流过而影响浸出。

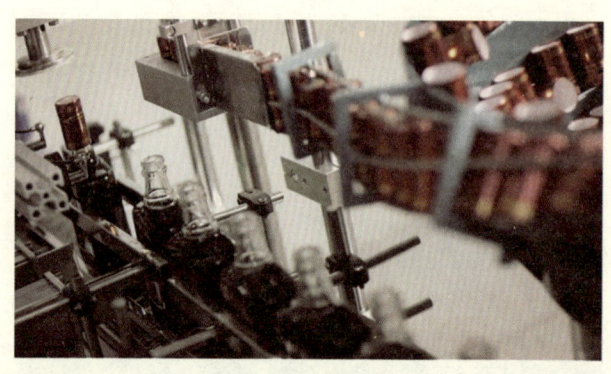

现代药酒量化生产线

⑤浸渍:一般浸渍放置48小时以上,使溶剂充分渗透扩散,特别是制备高浓度制剂时更显得重要。

⑥渗漉:渗漉速度应符合各项制剂项下的规定。若太快,则有效成分来不及渗出和扩散,浸出液浓度低;太慢则影响设备利用率和产量。一般药材1kg每分钟流出1—3ml;大量生产时,每小时流出液应相当于渗漉容器被利用容积的1/48—1/24。有效成分是否渗漉完全,虽可由渗漉液的色、味、嗅等辨别,如有条件时还应作已知成分的定性反应加以判定。

今天采用的"渗漉法",严格按照国家的GMP规范进行生产,到药酒进入患者手中,全程都有国家药品监管部门在指导和监控。

第七篇

百日养生

"100",怎么看都是一个数字,可是在有五千年文化根基的中国,"100"这个数字的含义非常吉利,只要有"100"出现,就意味着:美满、圆满,是十全十美的轮回。

世间有百寿图、百福图、百鸡宴,更有百科全书,人物百佳,地方百强等等,只要是被冠以"百"字,就意味着圆满,意味着积极向上,意味着前途无量。那么,百日对于健康而言,也仅仅是个吉利数字吗?其实不然,百日对于健康而言是个科学数字,人体的正气循环,红细胞更新周期大约是120天,人体的筋骨外伤的治疗到痊愈也大约是百天,因此也就有"伤筋动骨一百天"的俗语。其实,这是医疗科学实践对百日的一种诠释。

本篇,我们为您讲述的是一个全新的养生周期概念——百日养生。华佗认为,人体的更新周期是一百日,周而复始,只要坚持百天的周期养生,就能够保证身体正气充足,有慢性疾病的人会慢慢康复,没有疾病的人会很少得病,活到天年。

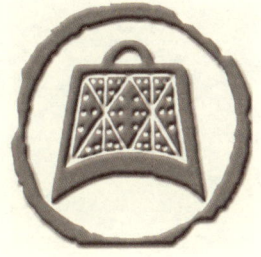

第一章　百日养生　正气循环

中医养生学特别重视保养正气,增强生命活力和适应自然界的变化能力,以达到健康长寿的目的。

人体疾病的发生和早衰的根本原因,就在于机体正气的虚衰。正气旺盛,是人体阴阳协调、气血充盈、脏腑经络功能正常、卫外固密的象征,是机体健壮的根本所在。因此,历代医家都非常重视护养正气。

《寿亲养老新书》对保养人体正气做了概括,"一者少言语,养内气;二者戒色欲,养精气;三者薄滋味,养血气;四者咽津液,养脏气;五者莫嗔怒,养肝气;六者美饮食,养胃气;七者少思虑,养心气……"人体诸气得养,脏腑功能协调,使机体按一定规律生生化化,则正气旺盛,人之精力充沛,健康长寿。正气虚弱,则精神不振,多病早衰。一旦人体生理活动的动力源泉断绝,生命运动也就停止了。因此,保养正气乃是延年益寿之根本大法。

人体正气又是抵御外邪、防病健身和促进机体康复的最根本的要素,疾病的过程就是"正气"和"邪气"相互作用的结果。正气不足是机体功能失调产生疾病的根本原因。《素问·遗篇刺法论》说:"正气存内,邪不可干。"《素问·评热病论》说:"邪之所凑,其气必虚。"《灵枢·百病始生篇》又进一步指出:"风雨寒热,不得虚邪,不能独伤人。卒然逢疾风暴雨而不病者,盖无虚,故邪不能独伤人。此必因虚邪之风,与其身形,两虚相得乃客其形。"这些论述从正反两个方面阐明了中医的正虚发病观。就是说,人体正气充足,虽有外邪侵犯,也能抵抗,而使机体免于生病,患病后亦能较快地康复。由此可知,中医养生学所指的"正气",实际上是维护人体健康的脏腑生理功能的动力和抵抗病邪的抗病能力,它包括了人体卫外功能、免疫功能、调节功能以及各种代偿功能等。正气充盛,可保持体内阴阳平衡,更好地适应外在变化,故保养正气是养生的根本任务。

那么人体正气的循环周期是多久?其实就是"一百天",正气在脾肺和肝肾之上形成和储存,而这些脏腑的新陈代谢周期正好是一百天。因此,要想保养好身体正气,必须坚持"一百天",而"一百天"只是一个阶段,要想延年益寿，就要有不断地"一百天"来保养身体，因为，我们无法阻挡外界的风、寒、暑、湿、燥、火，只有不断地让自己强大起来，才能维护好人体抵御外邪的屏障。让自己强大的唯一方法就是提高正气，不断的坚持养生周期的"一百天"。保养正气，就是保养精、气、神。从人体生理功能特点来看，保养精、气、神的根本，在于护养脾肾，而养护脏腑必须坚持"百日养生"！

《医宗必读·脾为后天之本论》说："故善为医者，必责其本，而本有先天后天之辨。先天之本在肾，肾应北方之水，水为天一之源。后天之本在脾，脾应中宫之土，土为万物之母。"在生理上，脾肾二脏关系极为密切，先天生后天，后天充先天。脾气健运，必借肾阳之温煦；肾精充盈，有赖脾所化生的水谷精微的补养。要想维护人体生理功能的协调统一，保养脾肾至关重要。

第二章　温脏腑　调百病　延寿命

今天的"疗百疾延寿酒",是以酒为药引,之所以仍以"延年益寿"来命名,其根本原因是这个养生药酒是给身体打底子的。我们建设一座高楼大厦,需要两个基础,一个是地基要足够深、足够牢固,这是先天;第二个是要使用好材料,没有好材料,再矮的楼都有可能随时坍塌,这是后天。

华佗古方,所以千百年传承不衰,就是发挥了两大基本作用,"益脾肺"就是让身体的细胞质量不断提高,就像是建设起大楼应该使用质量最好的钢筋混凝土一样;"养肝肾"就是给身体打底子,打地基,让身体的基础又深又牢固,哪怕是十二级地震,这座高楼大厦都不会垮掉。

整体而言,"华佗古方"的六味草药,三温两平一凉,再用白酒导药,整体是温补、温调、温治、温养,强调适合身体自然生理步骤,不用峻补、大热、大凉等副作用极大的药物,温润脏腑,老病、慢性病慢慢调理,身体调理好了,疾病也就痊愈了,寿命自然延长了。

如果您在做着其他治疗时怎么办?您可以一边喝"华佗古方药酒",一边服用医生开具的药方,会收到事半功倍的效果,当然,饮用之前应当咨询您的主治医生。

为了更加安全,您可以在服用其他药物三个小时之后或之前服用"疗百疾延寿酒"。

"华佗古方药酒"温调各种慢性病机理探讨表

病种	病症	发病原因	温调机理	近远期效果
脾胃虚寒	腹胀、腹痛，喜温喜按、吃饭喝水都痛、四肢不温、大便稀溏、畏寒喜暖、小便清长、妇女白带清稀而多；胃痛隐隐，绵绵不休，冷痛不适，吐酸水、不能吃油腻、凉性食物、饭后有便意、大便不成形等。	脾胃阳气虚衰，阴寒内盛所表现的证候。	华佗讲：凉则温之，华佗古方药酒中的黄精、松叶、天冬都是调理脾胃阳虚的好药物，像春雨润万物一样，喝上之后，脾胃会不知不觉中阳虚尽去，阴阳调和。	喝上第一次脾胃就很舒服，不那么怕凉、怕冷，饭后胀痛等有所缓解，日日饮用，日渐好转，坚持百日以后，腹胀、腹痛、怕凉冷、饭后便意等虚寒病症均会有好转，坚持饮用，不会再犯。
高血压	头痛、头晕、注意力不集中、记忆力减退、肢体麻木、夜尿增多、心悸、胸闷、乏力，严重时会发生神志不清、抽搐。	血液黏稠及血液流动缓慢被认为是公认的高血压的主要病因。中医认为是脏腑气血亏虚引起。	高血压病人每天喝三次华佗古方药酒可以慢慢调理肝肾、脾胃的功能，促进血液流动，调节血液质量，让血压在不知不觉中降下来。	喝上第一次，缺血性头晕、头痛等病症就能得到缓解，坚持喝下去，注意力不集中、心悸、乏力、胸闷等病症会在3个月以后得到有效改善，坚持服用，身体正气充足，血液不会再黏稠，血压也不会再高，始终保持平稳。
糖尿病	三多一少：吃得多、喝得多、尿得多，但是人却疲乏无力，逐渐消瘦。血糖居高不下，长期波动。	血糖高是糖尿病的直接病因，脏腑功能失调是根本病因。是先阴虚后阳虚，继而阴阳两虚的证候。	华佗古方6味草药，从滋阴开始，逐步阴中求阳，会在根本上调理脾胃、肝肾，让身体利用血糖的能力逐步提高，促进血糖的循环平衡，不再居高不下。	糖尿病人喝华佗传世寿酒会有三个改变，首先是乏力的情况会在十几天内慢慢好转，然后三多一少的病症也会在三四月内逐渐康复，最关键的是血糖水平会不断下降和平稳，各种并发症也会随着慢慢好转，如眼底充血、糖尿病足等。
风湿骨痛	关节酸、麻、胀、痛、肿、增生、变形。	痹证，典型的血液不通，是由风寒湿等侵入关节而造成的关节循环不畅。	以狗脊为先锋，以其他五味药物为后盾，温调风寒湿，关节疾病，华佗古方药酒通过调理脾肺来对抗疼痛、麻木等病症，通过调理肝肾，来杜绝增生、变形等病症，让关节循环畅通，痹证不再。	风湿骨痛病人喝疗百疾延寿酒，疼痛、麻木等病症虽然不会迅速好转，但是每天都有好转，那是因为在温调脏腑，脏腑通畅了，血液不通也会慢慢好了，只要您坚持到百日以后，五脏温调好了，风湿骨病也会随着好转，且很难再犯。

续表

病种	病症	发病原因	温调机理	近远期效果
肾虚	肾阳虚的症状为腰酸、四肢发冷、畏寒，甚至还有水肿，为"寒"的症状，性功能不好也会导致肾阳虚；肾阴虚的症状为"热"，主要有腰酸、燥热、盗汗、虚汗、头晕、耳鸣等。	肾虚分为阴虚和阳虚，阴虚意味着津液少了，身体缺水了；阳虚意味着能力不足了，补肾虚的办法最好先补阴虚，再补阳虚，身体才不会出现亏空。	肾虚为百虚之首，肾虚会把其他脏腑也拖下水，华佗古方药酒从肾虚的根本入手，阴阳通调，以阴为先，肾主水，水液多了，肾阳就有了根基，也随着补充了，这是汉代温调肾虚的办法，传了两千年。	从喝上第一口开始，首先身体不表现出内热的感觉，类似感冒的感觉没有之后，腰膝酸软、乏力、耳鸣、盗汗逐步好转，三四个月以后，四肢冷凉、脱发、牙齿脱落等问题也随着慢慢好转，精气神十足，身体动力充足，夜尿频多等问题也随着好转了。
失眠	1. 失眠表现入睡困难，入睡时间超过30分钟；2、睡眠质量下降，睡眠维持障碍，整夜觉醒次数≥2次、早醒、睡眠质量下降；3、总睡眠时间减少，通常少于6小时。	失眠既是病又是症，很多疾病也伴着失眠，失眠也会引起很多疾病，华佗认为：失眠是气血两虚，阴虚睡不着，阳虚白天头晕、没精神。	针对失眠，华佗最有发言权，因为其从滋阴入手，日落而息就是阴气交替，很多人睡不着就是身体阴气不足，火气太大，而喝华佗古方药酒，首先滋阴，所以对失眠的效果是第一位的。	失眠人群服用疗百疾延寿酒，三天即可体会到效果，入睡时间缩短，半小时内一般均可睡着，深睡眠时间延长，几乎都能睡足6—8小时，起夜次数控制在3次以内，而且起夜后同样可以入睡，只要你坚持三个月以上，失眠都会离你而去。
便秘	口渴，鼻咽干燥、皮肤粗糙，毛发干枯、形体消瘦，腹胀、下腹不适，排气多、大便干燥、小便短赤，头晕、疲乏等。	1. 脾胃积热，津液耗伤，而致肠道失润；2. 气血阴津亏虚：劳倦内伤，病后产后及老年体虚，而成津亏、气虚、血虚或气血两亏；3. 阴寒凝滞：阳虚体虚或高年体弱则寒生滞肠，寒凝阻阳，津液不行，肠道干涩而便秘。	燥邪是秋天的主气，燥易伤肺，肺为娇脏，外合皮毛，外感燥邪，机体津液亏损，就会出现阴虚火旺等五脏失调症状，便秘是其中最突出的症状，如果脾胃精液不足，就会导致肺气失宣，肺气失宣，肺与大肠相表里，大肠失于濡润，又缺少肺气的推动，故华佗古方药酒从根本上调理五脏，天冬、黄精这一对母子在治疗上母子同调，脾肺同治，津液充足了，气血充足了，肺气通畅，自然阴虚便秘等症状就得到了改善。	喝上第一天胃口好了，腹中温热舒服，口渴头晕的感觉没有了，第七天感觉腹部温热，肠蠕动加快，排气次数增多，第十五天排便通畅了，排出香蕉便，感觉全身舒畅，精气神十足。

续表

病种	病症	发病原因	温调机理	近远期效果
更年期综合症	1. 月经经常延迟，经量减少。2. 一阵阵地发热、脸红、出汗，伴有头晕、心慌，持续时间为一两分钟或12—15分钟不等。3. 出现冠心病、糖尿病。4. 易激动、记忆力减退、周身不适等。5. 出现腰、背四肢疼痛，部分妇女出现肩周炎、颈椎病。	西医认为更年期是雌激素水平下降，中医认为是肝肾功能下降，精血不足，是素体阴虚的主要表现，所以才会出现阳气爆发的病症。	疗百疾延寿酒的组方原则是滋阴求阳的，滋阴是第一效果，滋润肝肾、脾肺，阴气足，身体精血分泌增加，阳气就不会紊乱，更年期病症就会减退或者延迟。	喝华佗古方寿酒后，更年期病症会慢慢减退和减少，如潮红、烦躁、乏力、出汗等病症，直到3—6个月以后，肝肾功能恢复，精血充足，身体就会慢慢调整激素分泌水平，更年期综合症会逐步消退。
鼻炎、咽炎、气管炎	打喷嚏、咳嗽、气短、咳痰，进而引起头晕、记忆力不足等病症，遇到气味变化和温度变化，尤其是冷气会病症加重。而且，迁延难治，有的人甚至一辈子治疗不好。	西医认为是过敏综合症，需要查找过敏原，中医认为是五脏气虚的表现，正气亏虚的病症。需要从调理五脏，提升阳气上入手。	华佗古方酒滋阴补阳，从根源入手，温调脏腑，提升身体正气，让身体免疫力不断提升，补气养血。	喝疗百疾延寿酒温调脏腑，尤其是直接作用于鼻炎、咽炎、气管炎的脾肺两个主管系统，坚持三个月以后，脾肺功能得到恢复，各种病症都会减退和消失，坚持服用，不会再犯。
亚健康	亚健康是介于病与健康之间的灰色健康状态，如疲乏无力、肌肉及关节酸痛、头昏头痛、心悸胸闷、睡眠紊乱、食欲不振、脘腹不适、便溏便秘、性功能减退、怕冷怕热、易于感冒、眼部干涩、情绪低落、心烦意乱、焦躁不安、急躁易怒、恐惧胆怯、记忆力下降、注意力不能集中、精力不足、反应迟钝等。	西医认为亚健康是免疫力降低，而中医认为是脏腑虚损的表现，还没有到实证的过渡阶段，是阴阳两虚交替出现的不规律状态。而且是先阴虚后阳虚的直接表现。常以中青年人为主。	华佗药酒组方的科学性就在于其从滋阴入手，先给身体打好基础，然后再提升阳气水平，这是真正治病弥补身体虚弱和亏损的根本办法。	喝疗百疾延寿酒能够让身体状态从阴阳不足和阴阳紊乱的条件下恢复过来，只要能够坚持饮用，就能让你远离亚健康的灰色地带，让健康和你同行，直到百岁仍然可以健康永存。

第三章 "治未病"与"华佗古方药酒"

我们的先贤早在两千年前就在《黄帝内经》中提出了"治未病"这一概念，张仲景在《伤寒杂病论》一书中，形成了"治未病"的完整学说；孙思邈在《千金方》中，也明确论证了"治未病"与养生的直接关系。

从现代的预防医学角度看，有70%的疾病是可以通过预防而避免或降低风险的。目前预防疾病在海外已经是成熟的医学技术，他们称之为"疾病危险因子、衰老危险因子检测及医学干预"，不过，我们有中医体质辨识和中药治疗，这是我国的优势。华佗发明的"疗百疾延寿酒"，就是基于"治未病"思想的一种食疗方法，也就是说，在疾病有苗头、尚在萌芽、稍有表现等状况下，就及早进行干预，将大大减少人的患病机率，提高生活质量，减少社会压力。所以，这种理念和方式不仅能够减少疾病的发生、阻断疾病深入或转变、满足人民群众日益增长的保健需求，还能降低医疗费用，实现"多赢"，真正服务百姓。因此，中医药是值得国家大力推动和扶持的产业。

根据现代医学理论，可以将人群的健康状态分为三种：一是健康未病态；二是欲病未病态；三是已病未传态。因此，对"治未病"针对以上状态所对应的作用做出了解释。一是未病养生，防病于未然。指未患病之前先预防，避免疾病的发生，这是医学的最高目标，是健康未病态的治疗原则，也是高明医生应该追求的最高境界；二是欲病施治，防微杜渐。指在疾病无明显症状之前要及早采取措施，治病于初始，避免机体的失衡状态继续发展。这是欲病未病态的治疗原则；三是已病早治，防止传变。指疾病已经存在，要及早诊断，及早治疗，防其由浅入深，或发生脏腑之间的传变。这是欲病未病态、传变未病态的治疗原则。

"治未病"是采取预防或治疗手段，防止疾病发生、发展的方法，鼓励人们在日常生活中了解传统医学保健理念，科学养生。

"治未病"包含四个层面的内容：

未病先防：在没生病时采取科学合理的养生保健方法，提高机体抗病防病能力，保证身体处于最佳状态。

欲病救萌：当身体处于亚健康状态或心理处于焦虑、紧张、压抑等非健康状态时，通过推拿、针灸、足疗、音乐疗法、心理咨询、心理疏导等非药物疗法，把疾病消灭在萌芽状态。

既病防变：对于已经患有某种疾病的人，通过对疾病的系统研究，预知疾病下一步的发展规律，事先采取措施控制疾病的进一步发展。

愈后防复：通过对慢性病患者进行生活方式、服药方法、锻炼种类、锻炼强度的指导，教其学会对疾病进行自我监测，控制、减少疾病复发的频率和程度。应该说，这四个层面中都适合华佗古方药酒的应用，都会有理想的治疗效果。

治未病，是将疾病防患于未然，只有消灭疾病的"种子"，才能少得病、不得病，做到未雨绸缪。他山之石，可以攻玉。我们可以看看发达的西方国家怎样治未病的。我们的邻居日本是世界第一长寿国，男性平均寿命78.4岁，女性85.3岁，远远高于世界平均水平。日本之所以能成为长寿国，与政府积极倡导"未病先防"的健康理念密不可分。

在日本对医生的医学教育中，要求医生必须既是疾病医学专家，也是健康医学专家。现在，日本实施未病检测及治未病的医院已达数千家，这些医院对人体各系统危险因子和衰老因子进行检测，并针对危险因子进行医学干预，使很多慢性病发病率大幅降低，特别是心脑血管病发病率降低了50%。

据养生专家介绍，我国的人均寿命男性为71岁，女性为74岁。其实如果能降低癌症、心脑血管疾病的发病率，人的平均寿命应该达到99.4岁，但现状是大多数人的生命车轮总是在行进到大半时便戛然而止。为何我们现代人还活不到"天年"？拿经济学上的"木桶效应"来打个比方，我们讲了人体有五大系统和许多的器官，在漫长的生命活动中，其中任何一个系统功能衰竭或是某个器官衰竭，都会成为"木桶上最短的那块木板"，任何一个系统或重要器官（如心、肝、肾）丧失机能，人的生命活动也将终止。与发现了疾病早期诊断、早期治疗，提高治愈率来延长寿命相比，降低人类的发病率才是长寿的根本，这个核心就是"治未病"。

"治未病" 重要方法

1. 定期体检，至少每年一次

定期体检包括身体疾病、健康或亚健康状态的判断，及时发现"疾病微征"或"隐态"，防止疾病发展，利于早期逆转、恢复健康。

2. 养精调神，保证精神健康

精神状态是衡量一个人健康状况的首要标准。中医始终把心理调治作为防病健身、治病疗疾的第一步。

3. 合理饮食，强化后天之本

"治未病"，就要抓住合理饮食、科学营养、强化脾肺功能，打好物质基础、增强人体自身免疫力。人之气血、津液、精血均来源于脾胃的生化。饮食合理则不病或病轻；反之，则多病或病重。因此，养生之要当以食为本。比如说每天坚持饮用"疗百疾延寿酒"，百日之后，就能收到意想不到的效果。

4. 强身健体，增添健康动力

加强体育锻炼在疾病预防、治疗和康复中的作用，是其他方法无法替代的。"生命在于运动"。华佗的五禽戏、孙思邈的导引术、现代的各种健身方法都是这一思想的体现和应用。

5. 科学用药，维护机体健康

以药防病、以药减灾、以药治病，都是中医得心应手的法宝。中医的防治原则，始终贯穿着"治未病"的思想，要求医者在准（辨证准）、精（用药精）、廉（价格廉）、便（使用方便）上下功夫。根据这一选药的原则，"华佗古方药酒"一定是治未病保健康的首选。

第四章 在不同季节如何饮用药酒

中国药酒强壮中国人,但是聪明的中国人研制了很多种不同功能的药酒,不同的药酒针对不同的病症,有专门针对风湿的药酒,有针对胃痛的药酒,还有皮肤病的药酒、肾病的药酒等,五花八门,琳琅满目。

但是,药酒大师们也在不断的告诫我们,药酒的饮用也是分时节的,不是一年四季都能喝药酒,不是所有人都能喝药酒的,因为,药酒是药加酒,也有适应症。更重要的是,药酒多是阳性的,对于夏季等湿热季节,是非常不适合喝阳性药酒的。但是,有一个例外,那就是"华佗古方寿酒"。

汉代是中国各个行业真正走向高峰的年代,包括艺术、政治、医术、人品等,后来朝代几乎没有超越这个朝代的。

华佗作为汉代接近末尾的苍生大医,他学会了汉代四百年的文化,深受东西两汉的医术精华的熏陶,华佗在组建"疗百疾延寿酒"的方剂时,就知道,要想造福苍生,药酒是最好的办法,毕竟中国人是饮酒和酿酒的大国,利用好药酒就能为当世和后世人的健康造福。造福子孙健康,就是延续中华民族的香火,延续汉代文化的精髓,让中华民族的万里长城永远不倒。

华佗古方采取了滋阴求阳的办法,三味温性药物,两味平性药物,一味凉性药物,对身体不会造成任何伤害,没有任何副作用。就像盖一座宫殿一样,每天喝三口就是一砖一瓦的建造健康身体的伟大宫殿。能够经历时代的风雨,经历山崩地裂,不会坍塌、倾斜。

就是因为滋阴为先,所以对于一年四季的春夏秋冬而言,可以放开喝,不用强调冷热时节。"春三月,此谓发陈";"夏三月,此谓蕃秀";"秋三月,此谓容平";"冬三月,此谓闭藏"。中医养生就是根据四季特点采取不同的滋补方案。

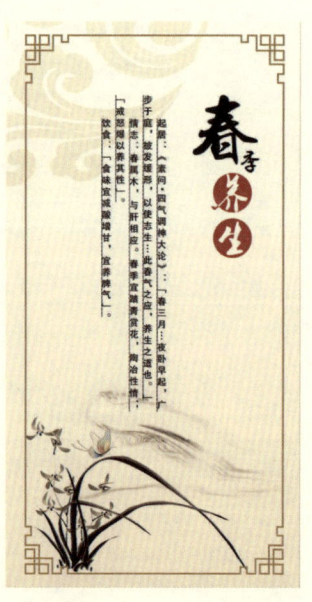

春天喝疗百疾延寿酒

春天气机升发,植物都长出了嫩芽,此时

人也一样，气血经肝气的舒调渐走于外，对于体质较差的人，特别是老人和小孩，因肝血外行而使肝血不足，因而容易出现春困乏力，春天我们可服一些补养肝血、舒调气机的方法。

春天属木，是养肝的时节，而肝肾同源，所以养肝就是养肾，而华佗古方药酒四大功能之一就是"养肝肾"。养好了"肝肾"，身体的生发功能就会发挥得更好，春天给身体带来的温度变化，身体出现的烦躁、干燥等病症都会得到缓解。

同时，春天很多人还会出现嗜睡、胃口不好和春风伤津液等不适，华佗古方药酒还能"益脾肺"，所以，对于春天引起的很多身体不适都能在最短的时间内帮助身体调整过来。

夏天喝疗百疾延寿酒

夏天阳热已盛，万物繁茂。五行属火和土，所以养护心脏和脾胃是关键。

中医认为夏天内应于心，心主血脉，其液为汗。夏天我们的气血都走到了体表，毛孔开张，因而汗出较多，以利暑热的排出。这时千万不可过于贪图凉快，过度使用空调和电风扇使毛孔闭塞、汗液不畅、暑热内闭不能外泄，轻则就会感冒不适，重则暑热内迫心包，形成"寒包火"致神昏谵语，变证多端，殊难治愈。

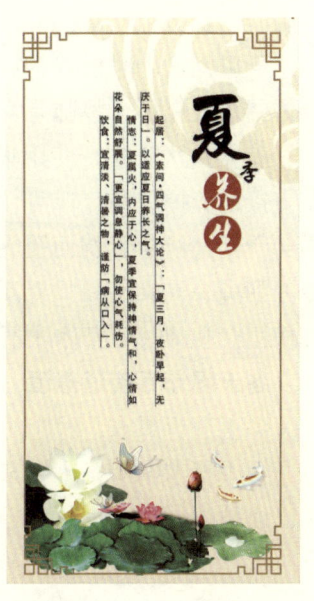

夏天开空调温度最好保持在26℃－28℃为好，以不热为度，并且不要长时间呆在空调房中。在夏天的时候，我们要保持情绪的平稳，不要使情志过激，以保持心神的饱满。如果暑热过盛，汗出过多，容易损伤心气，导致胸闷、心慌等心气不足症状。夏天一定要多喝水，要主动喝水，及时补充盐分，特别是老年人一定要做到这点。

所以，夏天养护脾胃是直接任务，养心是第一要务，喝华佗古方药酒，从滋阴入手，让身体在高温度下的伤阳气的情况得到改善，身体津液充足，就能养心，出汗不会造成脏腑伤害。同时，夏天人们容易贪凉，对脾肺的伤害很大，而喝华佗古方药酒对脾胃的益处非常大，就像老祖宗说的一样：冬吃萝卜，夏吃姜，喝华佗古方药酒，不仅起到了姜的作用，更能调治脾肺虚寒等久治难愈的老病症。

同时，夏天还是冬病夏治的好时节，这个时候喝华佗古方寿酒，对于风湿骨病、肾虚等风寒性病症能够收到事半功倍的治疗效果。

秋天喝疗百疾延寿酒

秋天，五行属金，对应的人体器官是肺，自然界景象因万物成熟而平定收敛。此时，天高风急，地气清肃，宜早睡早起，收敛阳气，以使意志安宁清净，收神气敛，同时秋季主收，要收敛自己的神气，不要使神志外驰，借以缓和秋天肃杀之气对人体的不利影响。秋高气爽，湿气减少，气候变燥。树木因此枯黄落叶，保持津液养护自身，等待冬天的到来。人体也要将津精收敛，以养内脏。

所以，这个时候养护脾肺是第一要务，让身体的水气充足，脾肺是身体水气的发源地和主管脏器，这时候，使用华佗古方寿酒，就能够直接地养护脾肺，让身体的水气生成和代谢不会受到气候的影响而受到伤害。对于秋季常犯的咽炎、气管炎和脾胃不舒服都有极好的调理作用。脾肺好，身体才不会落伍。

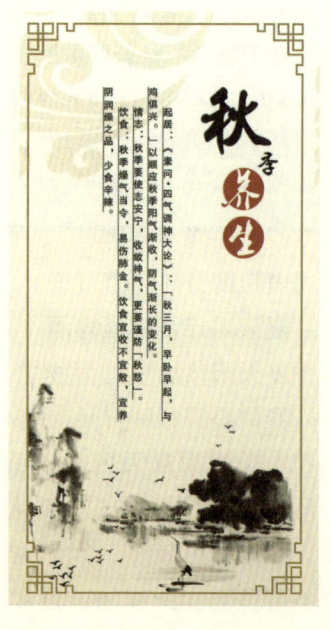

冬天喝疗百疾延寿酒

冬天五行属水，对应的保养器官是肾。

冬季草木凋零，水寒成冰，大地龟裂，树木已成枯枝，许多动物也已入穴冬眠，不见阳光。人体此时也顺应天地闭藏之势，气血内收，运行于内，这时我们不要过分的扰动阳气，应早睡晚起，待日出再活动。在精神上，使神志深藏于内，安静自若，就像有私人的隐秘严守而不外泄。再一个，中医说恐伤肾，恐则气下，我们常听说一句话，"吓得屁滚尿流"，就是因为恐则气下的缘故。所以在冬天的时候，我们不要有恐惧感，这样会损伤肾气不利于肾气的闭藏。

中医说"春夏养阳，秋冬养阴"，在冬季这个藏的季节，我们可顺势而为，喝"疗百疾

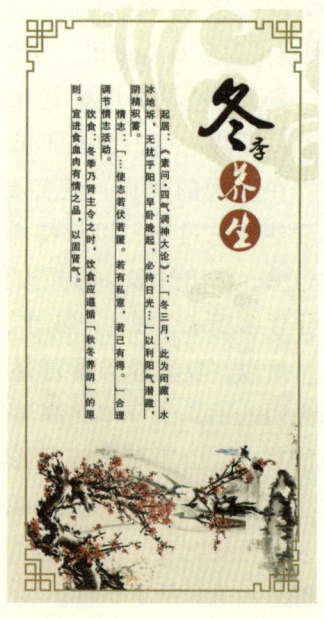

延寿酒",让身体的阴气得到保养,就不会生病,更不会因为冬天寒冷而得风湿骨病、气管炎等疾病。

人们盼望健康长寿是理所当然的。健康的身体是长寿的重要物质基础。但是,人到老年,如果失去自我生活能力,日常生活靠别人照料,甚至变成"植物人",这样的长寿不但不健康,自己痛苦,也是家庭与社会的沉重负担,生活质量很差。因此,当不能实施自我保健时,即使长寿者也并不能欢度晚年。

因此,对于老年人来讲,如何让自己健康起来,才是长寿的第一步,这个时候,就需要不断地养生,让自己有健康长寿的基础,而不是病病殃殃的带病长寿。

益脾肺,给了老年人吃喝拉撒睡的健康动力;养肝肾,给了老年人对抗各种慢性病的能力。让老年人能够从容地面对各种慢性病而不至于失去康复的机会和能力,让老年人不断地有康复的希望和看到明天太阳的勇气。

谈及"养生",多数人会认为那是老人的事,至少是退休以后才需要考虑的事。然而事实上,如今越来越多的中年人已"疾病缠身",身体不堪一击,英年早逝的悲剧并非罕见。

临床上不难看到这样的现象,冠心病、高血压、高血脂、糖尿病等疾病正趋于年轻化。从某种意义上甚至可以说,很多中年男性的病与管不住嘴、迈不开腿,不会养生有关。

而乳腺增生、子宫肌瘤,还有甲状腺疾病、失眠、神经性头痛、抑郁症等问题,也困扰着越来越多的女性朋友。仔细观察可以发现,这些疾病很多都与情志有关。现代女性有三大特点:一是精神需求高,生活、工作难以得到满足感;二是情绪波动大,易发脾气、生闷气等;三是遇到问题喜欢往负面想,爱钻牛角尖。长期情志不遂、愤怒、焦虑,造成肝郁气滞,影响机体健康。

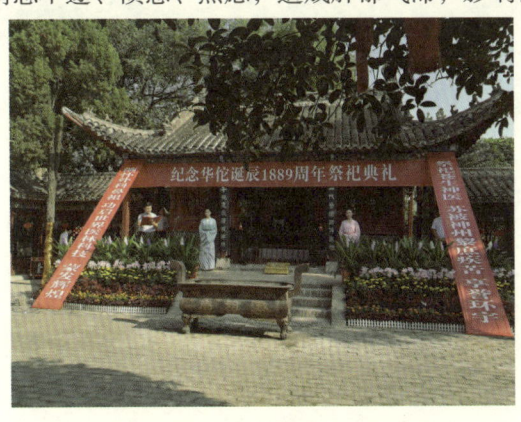

2016 年华佗诞辰祭祀典礼现场

因此，养生应从中青年开始，抓住重点，防患于未然。这个时候，如果能够每天固定时间饮用华佗古方的华佗古方药酒就能够轻轻松松的对抗很多中年常见的各种不适，如疲乏无力、肌肉及关节酸痛、头昏头痛、心悸胸闷、睡眠紊乱、食欲不振、脘腹不适、便溏便秘、性功能减退、怕冷怕热、易于感冒、眼部干涩、情绪低落、心烦意乱、焦躁不安等，能够消除亚健康表现，更能打好身体基础，远离亚健康，不至于过早地进入慢性病人群，不会过早地衰老，以致失去生活和工作的能力。

第五章　哪些人适合饮用华佗古方寿酒

1. 风寒湿痹：包括风湿类风湿、关节增生、关节疼麻、变形僵硬等。
2. 筋骨疼痛：包括颈椎病、腰椎病、骨质增生、颈肩腰腿疼等骨病。
3. 便秘：因肠道干燥引起和老年性肠胃功能减弱引起的排便困难。
4. 脾胃虚寒：包括食欲不振、腹胀、反酸、腹泻、慢性胃炎、肠炎等。
5. 睡眠质量差：长期失眠、多梦、晚上睡不好、白天精神差、工作倦怠、记忆力差、心火过大、乏力困倦等。
6. 妇女气虚血亏：包括更年期综合症、多种妇科病、气短干咳、视力模糊、心慌胸闷、烦躁易怒、白发脱发、色斑暗疮、早衰等。
7. 三高类疾病：气血亏虚引起的三高类疾病，如糖尿病、冠心病、心肌缺血、脑血栓、脑动脉硬化、脑梗塞、中风偏瘫、口眼歪斜、神志不清、老年痴呆等。
8. 呼吸系统疾病：慢性气管炎、鼻炎、咽炎等。
9. 亚健康症状：包括精神倦怠、健忘乏力、记忆力减退、虚汗多喘、头晕耳鸣、肥胖、脱发、脂肪肝等多种疾病与身体不适。
10. 想提高身体素质、生活质量的健康人士，不想过早出现亚健康、过早衰老的智慧人士。

注：饮用药酒请仔细阅读说明书，了解饮用禁忌。患重大疾病者应当咨询医生。

第八篇

南岳衡山与华佗药酒

颂词"寿比南山"在我国可谓是家喻户晓,妇孺皆知,那么"南山"究竟在哪里?就是在承载华佗古方药酒的南岳衡山。

东汉著名科学家张衡在其《天象赋》中写有"长沙明而献寿"的辞句,意思说是:多么明亮的长沙星啊,总是将长寿献给世人。南岳古属长沙,长沙"星城"之名即因星而得,这正是"寿岳"一词来历的简明注脚。

张衡的《天象赋》也是寿比南山中"南山"所指何处的历史佐证。寿比南山,寿山衡山就是中国寿文化的一个符号。来南岳寿山,一定要品尝一下当地特产的中国寿酒。

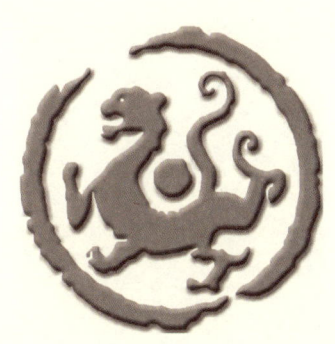

第一章　南岳衡山的寿文化

南岳衡山，也被称为"定寿岳"，据《周礼·职方氏》《史记·天官书》《春秋》和《星经》等古籍的论述，南岳衡山上应二十八宿中南方七宿中的"轸（zhěn）星"，轸星司衡主寿，故南岳早就被世人尊之为"寿岳"了。汉之《天象赋》、费直《易传》、唐之《步天歌》、齐已《白莲集》等古籍或诗文，都有南岳即寿岳的类似记载。

随着时间的推移，"寿岳"之名也渐彰于世。古今无数题咏南岳的诗文多对"寿"字情有独钟。诗如"南山寿比高"，"壮堪扶寿岳"，"玉坛相对寿山高"，"百代风流歌寿岳"等等名句，唐代大诗人李白在《送陈郎将归衡岳》诗中写道："衡山苍苍入紫冥，下看南极老人星。"

"南极老人星"者，即"寿星"也。他把南岳即寿岳这一铁定的史实说得明明白白。另一位唐代诗僧齐已游岳诗句"壮堪扶寿岳，灵合置仙坛"，也明指寿岳即南岳衡山。

在有"天下法院"之称的南岳六朝古刹福严寺，至今仍保存一幅"福严为南山

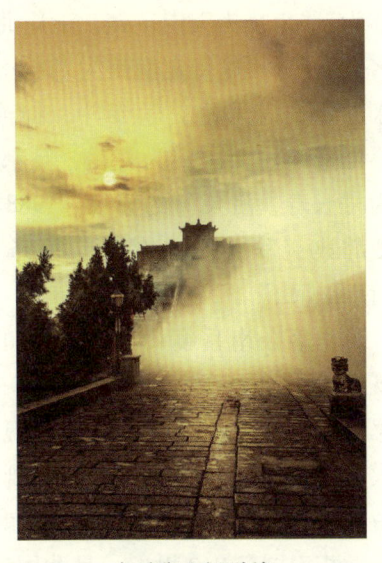

南岳衡山祝融峰

第一古刹，般若是老祖不二法门"的唐代石刻楹联。南宋学者胡宏，是湖湘学派的创始人之一，他在南岳隐居数十年，潜心研究学问，他的《南山即事》更多次将南岳称为南山，其中一诗云："甘为稼圃南山下，长谢周公与孔丘"。不但诗中称南岳为南山，就连诗集的名称也将南岳定为了南山。清代名僧智犁法师，在《重修广济寺记》一文中写道："南岳乃天下五岳之一，世称为寿比南山者，即此岳也。"

公元1105年，宋徽宗赵佶专程游历南岳。这位有名的诗画皇帝兴致所至，在南岳金简峰下，留下"寿岳"两字刻石，每字四尺见方，大气磅礴。

此后，寿岳之名大著。历代文人墨客围绕"寿岳"，或著文赋诗，或题书刻石，或形于图，或讴于歌，史不绝书。特别值得一提的是，自从宋徽宗留下"寿岳"石刻以后，步后尘摩崖刻石者代不乏人，但似乎一不愿雷同，二不敢僭（僭jiàn）越，于是就出现了众多的单独的"寿"字或题名中嵌入"寿"字的刻石。如兜率寺和广济寺侧巨石上的"寿"字镌刻，字大者四尺见方；"寿比兹岳"、"南维拱寿"等题刻中的"寿"字，或一尺或三尺见方不等；尤其是日前在祝融峰顶发掘的"寿比南山"之"南山"石刻，每字一米见方，颇有气势。这些单独的"寿"字或题句中的"寿"字，不管大小，不论书体，均苍劲雄浑，以示对寿岳的景仰之情。

清康熙四十七年，南岳庙重新修缮后，康熙皇帝亲撰《重修南岳庙碑记》，碑文首句即为："南岳为天南巨镇，上应北斗玉衡，亦名寿岳"，再度御定南岳为寿岳。纵观几千年来的历史，无论史学泰斗，抑或文坛耆宿，不但把南岳衡山定为寿岳，且都视南岳衡山为"长寿、昌荣"的象征。1988年，当代权威辞典《辞源》一书，也明释"寿岳"即"南岳衡山"。

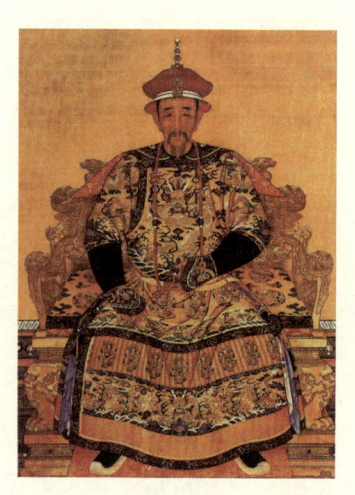

康熙皇帝

坐落在南岳衡山朱明峰下的南岳大庙，既是中国南方现存最大的古庙，又是一座集民间寺庙、佛教寺院、道教宫观三位一体规模宏大的宫庭式古建筑群。它既体现了我国古代高超的建筑艺术，也体现了南岳悠久的历史和灿烂文化。南岳大庙的道、佛教相安同存几个世纪，是我国宗教史上的一大奇观，而寿文化的氛围蕴义更是大庙的核心。这个核心即是一个"和"字。人与人和，人与自然和，和则寿。

攀上了南岳祝融峰，北面洞庭烟波，南面群峰罗列，湘江逶迤，宛如玉带，西面诸峰翻腾，万千景象。大自然的寿命，人类的寿命，生生不息。一个"寿"字，给中华民族追求生命的旺盛与长久注入了无限美妙的激情。

人也寿，物也寿；

山也寿，水也寿；

吃也寿，喝也寿；

行也寿，居也寿；

作也寿,玩也寿。

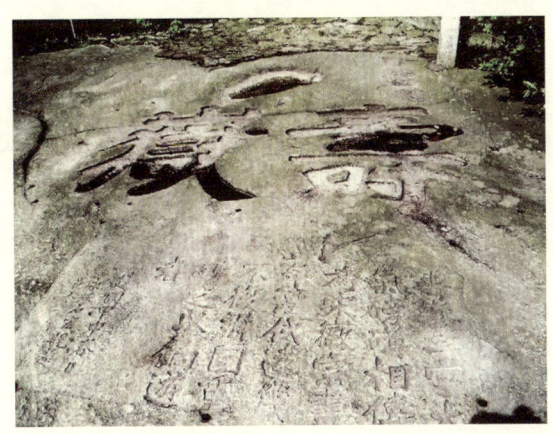

宋徽宗赵佶手书的"寿岳"

中国人对寿的追求,真是无所不在,无时不在。"寿"是人类美好的企求,是生命的渴望,是永恒的赞歌,是智慧的诗行。

第二章 让别人长寿方是大寿之人

也许是研究华佗的时间长了,我们有一种朦胧的感觉:华佗是寿星转世。

有人会反驳,没有任何历史文献或者典故来印证,华佗就是寿星转世,你们凭什么这样说?当然,这只是作为华佗研究者的我们的一种推测和美好愿望,华佗是中华唯一以神医著称的古代大医,说他是寿星转世,想来没有人愿意从心里否定。

但是,我们之所以敢第一个提出华佗是寿星转世,有两个原因:

第一,从面相上来看。

传世的中华古代名医的画像网络搜索一下,都能看到,无论是岐伯,还是扁鹊、张仲景,还是李时珍,面相都很清俊,犹如一位儒生,这也恰恰应和了中国古代很多名医都出自于读书人的事实。

可是,偏偏名医华佗面相有些奇特,奇特在于同样出身于落榜读书人的华佗,为什么似乎有点丑呢?用现代人的话说就是:大额头。有的人说额头大,人聪明,不错,中国文化中确实有这种说法,可是,仔细辨别华佗的画像,我们会发现其他一些特征,因为没有人知道三国后期的华佗到底长成什么模样,也许就是一个清俊书生,可是为什么传世的华佗画像是那个模样呢?

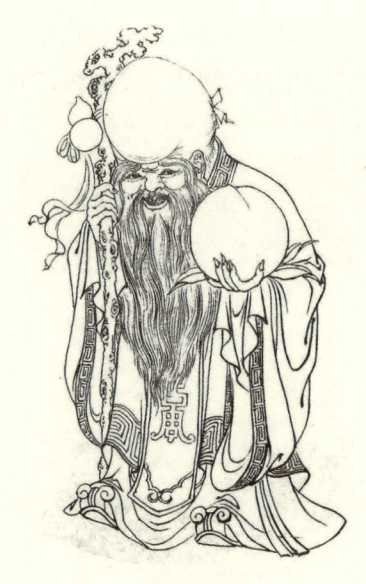

寿星画像

额头大大突在前,瘦骨铮铮状如山;
葫芦救世不曾离,桃木鸠杖道仙然。

这是一位无名诗人写的一首打油诗,描写的就是华佗一生济世救人,游方百处的形象,如果有一位好画家以此诗为蓝本,画上一幅画,一定特别像中国人心目中的一位老人——南极仙翁,寿星老人。

其实,我们的朦胧感觉都是从此而来,不过,理智地想一想,这都是中

第八篇 南岳衡山与华佗药酒

国老百姓的后世愿景,不管真实的华佗长得如何,在百姓心目中,华佗就是寿星的模样,因为华佗是神医,是一生救人无数的神医。

寿星是二十八星宿之七也好,是南极仙翁也罢,这都是中国道家文化里的虚拟形象,把华佗虚拟成寿星的模样也不为过,这是对华佗一生无私救人功绩的最大奖赏,华佗一生救人不要一分钱,后世人奉为仙人,理所应当。

第二,从寿的大小上来看。

华佗一生行医救人,救治的人多数都长寿了,尤其是他的徒弟,都活过了耄耋(mào dié)之年,可是就是他自己的寿命,到底是多少没有人能计算得清楚,有人说华佗辞世的时候,已经百岁有余,也有人说,华佗被曹操杀害的时候,不过古稀之年。

我们认为,华佗到底活多久已经不重要了,重要的是华佗让后人活得时间越来越长,历数中国历史,名医的徒弟长寿者有几个人,能为后世留下那么多济世救人的好方剂能有几人?

寿者,分为大小,小寿就是自己长寿,不管他人,就是中国道家的内在修为方法,自扫门前雪,不管他人瓦上霜,这是小寿,你自己再如何长寿,不过百数十年,还能如何?

真正的"大寿",就是给别人长寿,给后世人长寿,让长寿世世代代的传下去,给后代人留下能够把寿命延长的方法,让后人生活得更幸福更美好,这才是真正的大寿之人,也只有这样的人才能永久地活在后人的心目中,永久长寿,这就是大德必寿之理。

华佗就是大寿之人,他的有形寿命并不长,但是他给当世人和后世人的寿路已经传递了一两千年,而且还会松柏长青地传下去,这就是华佗,一代寿星转世,中国真正寿文化的实践者,中国寿文明的古今大成者。

在华佗遗书中留下的古方经过整理,不过六七十个,其中,只有一个是药酒——疗百疾延寿酒。前文已经介绍过了,您愿意的话,也可以查阅《中藏经》对照。

我们想赘述的是,华佗留给后世人的"疗百疾延寿酒"出生在哪里呢?如今又在哪里呢?恰恰就在中国的"寿比南山"之地——南岳衡山的脚下,这是什么?不是巧合,是人心所向,是天道使然。

第三章　养生至简　居家修道

"养生"是中国人的发明,"养生"出自《管子》,而把中国养生文化发展到极致的是中国文化的一个重要分支——道家文化。

中国有三个传世的教派:儒家、释迦牟尼和道家。儒家讲究是修己;释迦牟尼也就是佛家,讲究的是度人;而道家讲究的是度己。

"修己"的目的是更好的中庸,做正人君子,做统治者的中顺良民,这其实是孔子的最终意思和各朝代统治者认可儒家学派的根本。

真正从个人出发的其实就是佛家和道家,佛家讲究的是舍己为人,去教化别人,让人们做到忘记烦恼,找到自己的慧根,顿悟成佛,得道解脱。

真正实现中国人"养生理想"的是道家,"道家"是中国人自己的宗教,是没有被政治化的宗教。

前面讲过,华佗生于汉代末期,是黄老学说,也就是道家文化的兴盛时期,更是儒家学说的开始时期,在这个特殊时期,人们思维中的道家思想是根深蒂固的,是自然而然的。华佗也不例外,他的一生行医、用药,没有一点不显示出他的道家文化思维,但是华佗不是道士,准确地说,华佗是在"居家修道",华佗用自己的一生向自己的徒弟们验证了一个长寿的方法,那就是居家修道,于是他的三个有名有姓、有传承的徒弟都成为了老寿星。

那么,华佗是如何能够做到居家修道的呢?是不是要像武当山的道士一样,出家、不食人间烟火,只管自己修炼呢?华佗认为,道士出家上山的修道,只是"小修道",是"小养生",真正的"大修道",真正的"大养生",是居家修道,并且把自己的居家养生经验传给后世,让后世人都能轻松地做到"居家修道""居家养生"。

所以说,华佗才是中国历史上的真正的大养生家,真正的"居家修道"的典范,是适合我们每一个人学习的榜样。华佗告诉我们:不是要出家上山,只要能做到思想清静和身心无病,就做到了居家修道的第一步,如果你还能做到帮助别人,完成了居家修道的第二步,就能够放下所有包袱,远离各种疾病,最终一生行善,一生幸福,长命百岁。

总结起来,华佗一生的养生实践,给我们留下了非常宝贵的养生遗产,

第八篇　南岳衡山与华佗药酒

我们做了总结，总结出了华佗"五个一"养生秘籍，而这"五个一"完全符合中医五行的文化根底，有很深的内涵，而且操作起来非常简便易行。

一颗恒心——金

一颗恒心金子不换，五行属金，代表着执着，只要你有一颗坚持的恒心，任何人都能祛除百病，延年益寿。

华佗的一生成就，如果没有恒心和信念，恐怕华佗也会辜负承担起一家希望的名字"佗"字，而最终碌碌无为。可是，华佗自学成才，从实践出发，在实践中学习，经历了千辛万苦，走遍了大江南北，尝遍了各种草药，虽然他失去了亲人，被病人误会，被病人骂，被官府追赶，被恶人陷害，可是华佗凭借着一颗恒心，终于学成了一身本领，成为苍生大医。

一道善念——木

一道善念是根深蒂固在脑袋里，而且要随时抒发出来，才能德配天下，为万民敬仰，五行属木，只要一个人有善念在心，脸上永远都有笑容，走到哪里都会被人关注，被人接受。

华佗的一生，救人无数，很少收钱，就是自己不吃不喝也要给人留药治病，无论云游到哪里，随时见到病人随时治疗，从不计较个人得失，没有钱不要钱，被病人误会不分辨，哪怕是自己的仇人，也会本着医者仁心，客观辨证，全力救治，正因为如此，才得到了百姓的爱戴和诸侯们的敬仰。

一本经书——土

书是教诲人心的基础，是人后天学习、成长的阶梯，是成长的土壤，五行属土，任何人只要多读书，不仅静心明智，还能飞黄腾达，流芳百世。

华佗一生读的书多，不仅仅是医书，还有哲学、历史、兵书、百家等各方面的书籍，有理学，有名人故事，有经典，有反面教材，为他济世救人奠定了文化基础。

后来，华佗的后人凝练了华佗的医学智慧，写了《中藏经》，尤其我们根据华佗千年留世信息编著了这本《华佗百日延寿经》，这是华佗两千年养生思想、经验和文化的大浓缩，是大智慧，更是大道至简，只要您完全理解书的内容，就能够领悟华佗百日养生的真谛，就等于华佗再生，手把手教给您养生和延年益寿的真经。

一瓶药酒——水

华佗古方药酒是华佗遗方配伍的，五行属水，这是有考证和历史依据的。一本《中藏经》，还有晋代的葛洪，唐代的孙思邈，宋代的官书，明代的正版书等等都明确佐证了。

一瓶药酒传承了两千年，至今味道依然那么温润，依然那么沁人心脾，让每个喝上一口的人都会念念不忘，相信喝上华佗古方寿酒，自会天增岁月人增寿。

华佗用一生的心血，才凝结出了五味药材，今天加了一味狗脊，不仅没有破坏原方的组方原则，更增加了效果和适应性。

一套体操——火

华佗留给后世的还有一个著名的遗产，那就是——五禽戏。五行属火，只要您每天让自己的身体一边喝着药酒，一边学着虎、鹤、熊、鹿、鸟五禽去运动起来，你的身体就会保持生命之火旺盛，生活的火焰经历任何风吹雨打都不会被熄灭。

我们后世人很幸运，因为有了华佗这样的居家修道先人，帮助我们正确地理解了居家修道的真正含义是居家修真养性，只要做到"五个一"，不耽误您食人间烟火，不耽误您子孙满堂，不耽误您交朋会友，更不会耽误您事业腾达。

无论是生活在哪里，不管是花香鸟语的农村，还是灯红酒绿的城市，无论是风沙雨雪的北方，还是湿润饱热的南方。无论是西藏的布达拉宫旁边，还是东海的波涛之外，只要您每天按照华佗神医留给我们的五大养生真经来保养自己，居家修道，我们未来的人生都会阳光一片，健康相随，笑容常在，家庭幸福，邻里和睦，亲友无间。

最后，祝愿每一位喜欢华佗、想长寿的朋友都在华佗"五个一"养生真经的倡导下，得到自己想要的长寿，达到自己预设的长寿目标。

跋　传承的力量

中医中药是中华民族的核心文化基因，正是中医中药保护着炎黄子孙古今繁衍，走过了五千年的神圣里程。

编著出版本书，就是要捡拾浩瀚中医长河中的文明碎片，传承中医防病治病，调理养生知识，服务当代百姓健康。

工业社会和城市形态的迅猛发展，为人类带来了空前的文明和巨大的财富，但同时也破坏了人类赖以生存的环境和资源，客观地引发了各种慢性病的蔓延，亚健康人群的与日俱增。同时，随着老年社会降临华夏大地，超过两亿的老年群体，急需获得真实有效的中医中药知识。这些都是我们出版本书的初衷。

创作本书过程中，我们踏着华祖隐约的足迹，进行了一次短暂的中医心灵之旅：广阔的中原大地，华祖风雨兼程，解民疾苦，贫苦者分文不收；滂沱的山脊沟涧，华祖跌倒爬起，负重的药草，就是苍生的性命；沉默的亳州华祖庵，飘荡着你的气息，"得神者昌"，你传奇的医术，就是黎民的精气神。

古魏都许昌北郊，你蒙冤客死他乡。你是苍生大医，焉能俯首权贵。跪拜时刻，一只飞鸟掠过林间，这让我感到了一种传承的力量。

这是一种时时涤荡心灵的力量，于是，有了这首《苍生大医》：

　　　　百草香　丸散丹
　　　　初心悬壶济世间
　　　　生与死　虚实连
　　　　麻沸一盏童叟欢
　　　　走过万水和千山
　　　　人间疾苦走不完
　　　　参透阴阳与五行
　　　　黎民病痛医不完

　　　　百草香　丸散丹
　　　　望闻问切不曾闲

权与贵　浮云间
屠苏一杯尽开颜
一袭布衣家门寒
苍生冷暖藏心田
凄风苦雨流云过
神医大道天地间

"脉脉青山两千年，华佗美名天下传。苍生大医救百姓，延寿酒香代代传。"这是这首歌开篇的童谣，权表世人对东汉华祖的缅怀之情。

李闻郅

2016年深秋于北京提香草堂